松生クリニック院長
松生恒夫

大腸の専門医が教える
最強の食事術

腸の冷えを取ると病気は勝手に治る

マキノ出版

ビタミン文庫

はじめに

日本人の腸は年々悪くなっている！

30年以上にわたり、4万人以上の腸を内視鏡《ないしきょう》検査で観察してきた私は、そう実感しています。内視鏡で見る腸の状態が、全般的に、明らかに悪化しているからです。

それに伴って、便秘をはじめ、下痢や軟便、ガス腹、おなかの張りといった腸トラブルを訴える人がふえ続けています。同時に、大腸ガンや、難病の一種である潰瘍性《かいようせい》大腸炎《だいちょうえん》やクローン病など、深刻な腸の病気も増加の一途をたどっています。

なぜ、日本人の腸の状態は、このように悪化しているのでしょうか。それには、多くの要因が関係していますが、なかでも私が注目しているのが「冷え」です。

私たちの体の臓器や器官は、冷えると働きが低下します。例えば、寒い日に外で運動しようとしても、筋肉が冷えていると、なかなか思うように体を動かせません。

それと同じで、臓器も冷えると働きが低下してしまいます。

特に腸は、数ある臓器のなかでも、冷えの影響を受けやすい臓器です。

当院で開設している「便秘外来」には、全国から多くの人が訪れてきますが、決まって冬になると患者さんがふえます。気温の低下が冷えを招き、腸の働きが停滞するため、便秘になる人が増加するのです。

とりわけ、急激に気温が低下する1月から2月にかけては、患者さんが急増します。腸が冷えて働きが低下しているところに、年末年始のごちそうの食べすぎや運動不足が重なり、腸への負担がふえるためでしょう。そのベースになっているのは、やはり「冷え」なのです。

便秘外来を訪れる患者さんの人数を見ると、夏にもピークがあります。これは、クーラーによる冷えの影響が大きいと考えられます。

近年、腸の健康に関心を持つ人がふえてきて、「腸内環境をよくする」といわれる食品がブームになったり、「腸活《ちょうかつ》」という言葉が話題になったりしています。腸への関心が高まるのは喜ばしいことですが、いくら腸によい食べ物をとっても、冷えによって腸の動きが悪くなっていると、なかなか効果は出にくいものです。

腸が冷えることの弊害の大きさが、ようやく認識され始めたためか、最近では「腸冷え」という言葉もじわじわと広まりつつあるようです。しかし、本当の意味で「腸冷え」の怖さが浸透しているとは、まだまだいえない状況です。

腸冷えの怖さは、腸トラブルを招くことだけではありません。

消化・吸収を担当する小腸、不要物を排泄する大腸は、「体づくり」「健康づくり」の基盤です。その腸の働きが衰えると、**体力の低下や疲労倦怠感などが現れやすくなります。**

また、腸冷えと自律神経《じりつしんけい》の関係も見逃せません。詳しくは本文で述べますが、腸冷えが慢性化すると、**あらゆる生体活動をコントロールしている自律神経のバランスが乱れ、不眠やイライラ、不安感、うつ症状なども生じやすくなるのです。**

さらに、腸壁《ちょうへき》には、腸管免疫《ちょうかんめんえき》と呼ばれる免疫機構（主に小腸に存在）、つまり、細菌やウイルス、ガン細胞といった異物から体を守るしくみがあります。ですから、腸冷えがあると、**免疫力の低下を招く可能性があります。**

腸は体の代謝の要《かなめ》でもあります。ですから、腸冷えを放置したままでは、**ダイエットをしても腹部膨満が解消できなかったり、太りやすく、やせにくい体質が改善できなかったりします。**

本書は、大腸の専門医という立場から、腸冷えの怖さを広くお伝えするとともに、その撃退法を紹介する本です。日常生活のなかで、手軽にできて、効果的に腸を温める、さまざまな方法をわかりやすく紹介しました。

私が科学的に検証した方法、根拠のハッキリしている方法のなかから、読者の皆さんが楽しみながら実践できるものを厳選して紹介してあります。

興味を持てたものや簡単にできるものから、ぜひ取り入れてみてください。そして、ぜひ腸からじっくり温まってください。その結果、1人でも多くの人が腸トラブルや全身の不調から解放され、腸とともに心も体もホッコリ温まっていただけたなら、著者として、これほどうれしいことはありません。

2019年1月
松生クリニック院長
松生恒夫《まついけつねお》

目次

第2章 「腸冷え」はこんなに体に悪い

第3章 腸を温める食事術

第4章 腸を温める生活習慣

第5章 もっと知りたい！腸を温める・元気に動かすコツQ&A

スタッフ
装丁・本文デザイン　クリエイティブコンセプト
編集協力　松崎千佐登
イラスト　山川宗夫
図版作成　田栗克己

第１章

なぜ、日本人は腸が冷えるのか？

～こんな生活が腸を冷やす～

あなたの「腸冷え」度がわかるチェックリスト

便秘をはじめとした腸トラブルを起こし、全身の不調も招く「腸冷え」。あなたには、その危険性がどのくらいあるでしょうか。まずは、簡単なチェックをしてみましょう。

左ページの項目のうち、自分に当てはまるものを選んでください。Aのリストは腸冷えの代表的な症状、Bは腸冷えを招く生活習慣です。**AとBの合計数で、あなたの腸冷えのおよそのレベルがわかります。**

このセルフチェックは、あくまでも目安ですが、点数が高い人ほど要注意。特に、**Aが5個以上ある人は、すぐになんらかの対策を講じる必要があります。**また、**Bが多い人は、今のところ問題はなくても、いずれは腸冷えの症状が出てくるおそれが高いといえます。**腸と全身のトラブルを改善、あるいは予防するために、ぜひ本書で提案する腸冷え対策を実践してください。

その具体策は本書の後半で紹介しますが、まず前半では、日本人の腸がこれほど冷えるようになったわけと、腸冷えの怖さについてお話ししておきましょう。

「腸冷え」チェックリスト

A 症状チェック

- □ 下半身や足先、手先などが冷えやすい
- □ 時間帯や場所による温度差が大きいと体調が悪くなる
- □ 便秘したり、ガス腹やおなかの張りを感じたりすることが多い
- □ 冬になると便秘や下痢などの腸トラブルが悪化しやすい
- □ いつもなんとなくおなかがスッキリしなくて、体も重い
- □ 手足や顔がむくみやすい
- □ 緊張したり不安があったりすると、胃腸の調子が悪くなる
- □ それほど過食していないのに、太りやすく、やせにくい
- □ ダイエットしていても下腹だけポッコリ出ている
- □ 疲れやすく、カゼをひきやすい

► あなたの結果…A＝＿＿個

B 習慣チェック

- □ 入浴ではあまり湯ぶねにつからず、シャワーだけのことが多い
- □ 腕や足、腹部などを露出する服をよく着る
- □ 移動は車や電車が多く、あまり歩かない
- □ 冬、温度差がかなり大きいところを頻繁に行き来する
- □ 夏はクーラーのきいた室内に長時間いる
- □ 運動や、活動的なことが好きではない
- □ 朝食を抜いたり、飲み物だけにしたりすることが多い
- □ ビールなどの冷たいお酒が好きで、毎日のように飲んでいる
- □ 野菜や果物はあまり食べない
- □ 生活のなかでストレスを感じることが多い

► あなたの結果…B＝＿＿個

A B 合計＝＿＿個

A・Bの合計でわかるあなたの「腸冷え」度

●0〜2個＝ほぼ安心

腸冷えの心配は今のところほとんどなさそうです。Bでチェックの入った項目がある場合、それを改善すればさらに安心です。

●3〜4個＝軽症

まだ軽症ですが、腸冷えがあると考えられます。今のうちに対策を。Bでチェックの入った項目を中心に生活改善をしましょう。

●5〜7個＝進行中

Aが多い人は、腸冷えが進んでいるおそれが大。Bの多い人は、まだ自覚症状が少なくても、これから腸冷えが進むおそれがあります。

●8個以上＝重症！

重症の腸冷えと考えられます。特にAが多い人は深刻です。

本書を読んで、できるところから食事や生活を改善し、温かく健康的な腸を取り戻しましょう！

この50年で日本人は腸が大きく悪化

便秘、下痢、おなかの張り、ガス腹、軟便、あるいは便秘と下痢をくり返す過敏性腸症候群など、今、多くの人が腸のトラブルに悩まされています。**その基盤として、腸の運動が全体的に低下する「停滞腸《ていたいちょう》」**（詳しくは第２章を参照）**の人も多く見られます。**難病である潰瘍性大腸炎やクローン病、さらには大腸ガンなど、深刻な腸の病気もふえ続けています。

私が医科大学を卒業した１９８０年当時、日本では腸より胃・十二指腸の病気が圧倒的に多く、消化器内科医は胃内視鏡検査の腕を上げることに力を注いでいました。

ところが、今は腸の病気がふえ、大腸内視鏡検査のできることが、消化器内科医として必須になっています。それほど日本人の胃腸病は、胃から腸にシフトし、腸の病気が増加の一途をたどっているのです。

日本人の腸が、これほど悪化したのはなぜでしょうか。１つのヒントが、近年の日本の変化にあると考えられます。私が医師として働き始めた30数年前、さらには50年前と比べると、日本の状況は、あらゆる面で大きく変化しています。「50年前の日本」。ちょっと思い出してみてください。あるいは50歳以下の人なら、いろんな人の話から想像してみてください。

この50年間で、日本人の食事や生活、気候などの環境は、大きく変化しました。そのことが、実は私たちの「腸」に大きな影響を及ぼしています。この間に、腸に負担をかける要素が次々と出てきているのです。

もちろん、食事・生活・環境を50年前に戻すことはできません。しかし、できる対策を行うだけでも、腸をいたわり、元気にすることは可能です。大切なのは、なにげなく行っている日々の習慣が、腸に負担をかけていると気づくことです。そうすることが、本書のテーマである腸冷えの改善・解消につながります。

そこで、まずはこの50年に、日本がどう変化したかを見てみましょう。

食物繊維の摂取量が大幅にへった！

50年前、昭和40年代の食事というと、どんなものだったでしょうか。

この50年で米・野菜がへり肉・乳製品がふえた

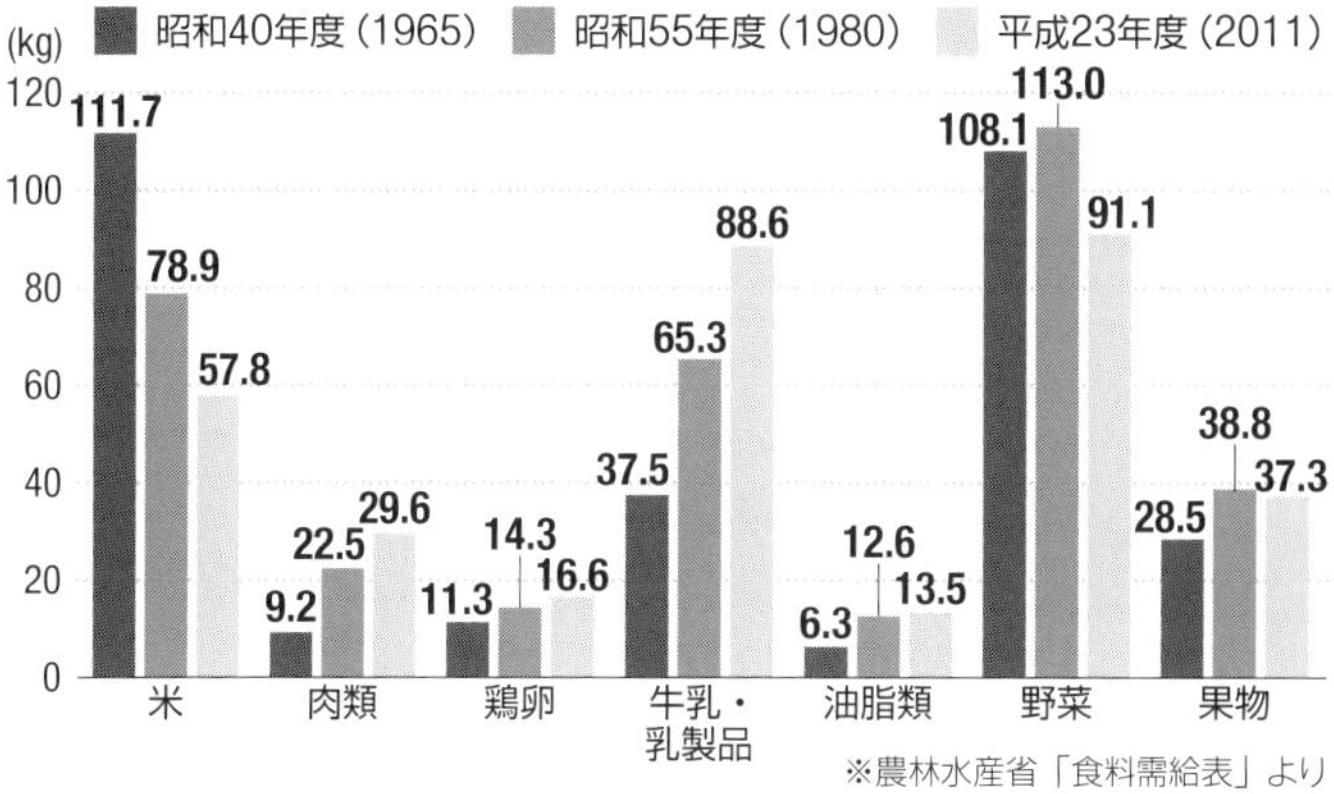

※農林水産省「食料需給表」より

実体験がある人はもちろん、ご自分が経験していなくても、そのころの食事といえば、ご飯にみそ汁、魚、おひたしや野菜の煮物といったメニューが、なんとなく頭に浮かぶのではないでしょうか。

そういうイメージのとおり、約50年前の食生活では、いわゆる「一汁三菜」の食事が主流でした。メインのおかずとしては、肉はめったにとらず、魚が主体。野菜のほか、海藻や豆、イモ類などが、頻繁に食卓に上がっていました。

現在も同じような食事をとることはありますが、大部分の人にとって、それは食生活の中のごく一部でしょう。朝食はパンとコーヒー、昼食はワンプレートのランチや

いましたが、今ではごく一般的になってきています。

ところが、丼物や麺《めん》類、夕食は肉が主体というような食生活が、今ではごく一般的になってきています。

振り返ると、特に1990年代以降は、食の欧米化が進むとともに、コンビニ食やファストフードが急速に広まりました。そのころの日本人の食生活では、すでに肉類や牛乳・乳製品の摂取量が、1960年代に比べて2〜3倍以上になっています。

反比例するようにへったのが、野菜や米です。米の摂取量は、50年前と比べておよそ半分になっています。

米自体を食べなくなっただけではなく、主食のあり方が大きく変わりました。50年前の日本人の主食といえば、庶民にとっては、米に麦をまぜた麦ご飯が主体でした。私の家でも、米に麦を1〜2割まぜて炊いていたのを覚えています。文献で見ても、多くの家庭で麦ご飯をとっていたことが記されています。

最近では麦のよさが見直され、もちもちした食感でおいしく食べられる「もち麦」や「スーパー大麦」がブームになっていますが、昔の日本の家庭では、麦をまぜて炊くのがあたりまえだったのです。

食物繊維の摂取量は大幅にへっている

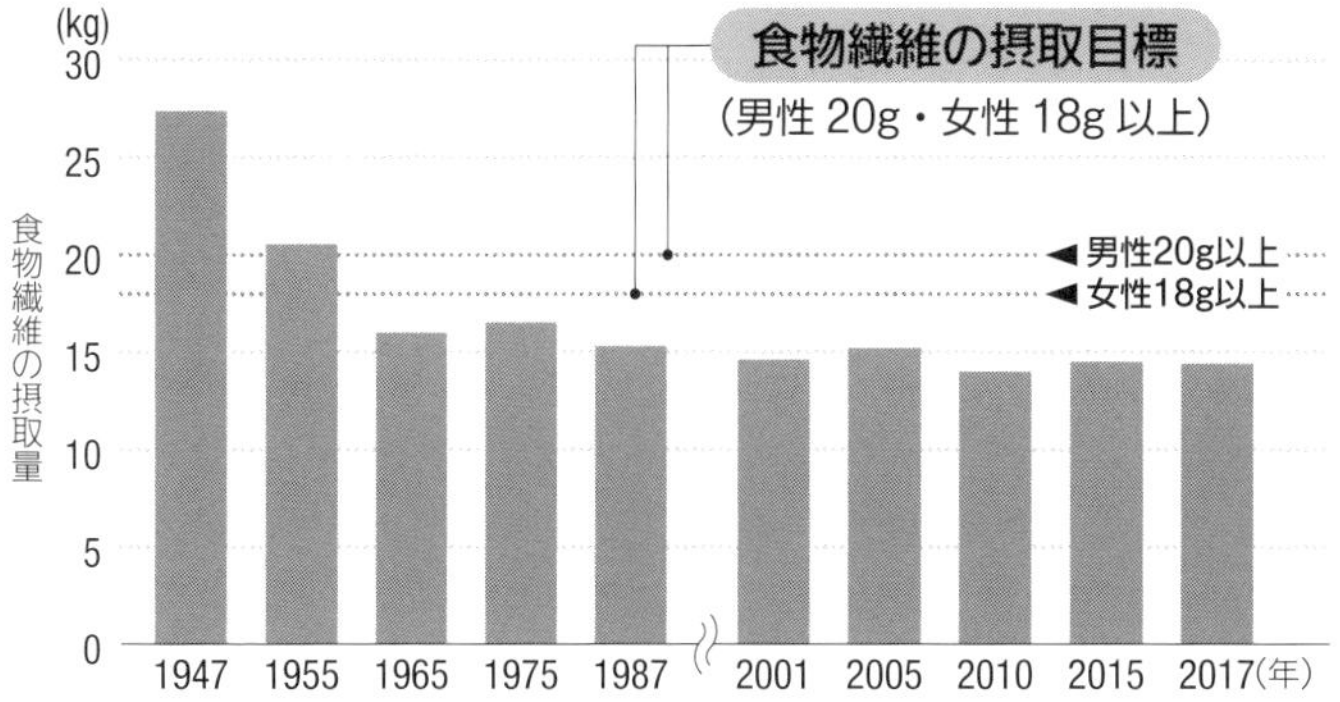

※2001年～：厚生労働省「国民健康・栄養調査」
※～1987年：日本家政学会誌, 45(12),1079,1994

ブームになっているとはいえ、今は、基本的には白米だけを食べるのが普通ですし、白米そのものも食べる量が激減しています。それに伴い、ご飯食に合う青菜や根菜などの野菜、海藻、豆類などの摂取量もへっています。

こうした食生活の変化は、栄養面で見ると、どこに最も大きく影響するでしょうか。それは、**「食物繊維《しょくもつせんい》の摂取量の減少」です**。１９５０年ごろの日本人は、１日に25g前後の食物繊維をとっていましたが、時代とともにへり続け、最新の調査では、14・4gとなっています（平成29年「国民健康・栄養調査」）。

日本人の食事摂取基準では、食物繊維の

目標量は男性20g、女性18gとされているので、大幅に不足しています。特に、若い人ほど食物繊維の摂取量が少なくなっており、気がかりなところです。

食物繊維は、昔は栄養のない「食べ物のカス」として扱われていましたが、現代では、その重要性が見直され、5大栄養素（糖質・脂質・たんぱく質・ビタミン・ミネラル）に次ぐ「第6の栄養素」といわれています。

食物繊維は、血糖値や、血中脂質の急激な上昇を防いだり、ダイエットに役立ったりと、幅広い働きをしますが、なかでも重要なのが、腸とのかかわりです。

食生活の変化で排便力が低下し、腸内環境が悪化

食物繊維は、腸の健康に深く関係しています。じゅうぶんな食物繊維をとることで、まず「排便力《はいべんりょく》」が高まります。

食物繊維は、人間の腸ではほとんど消化・吸収されずに大腸に運ばれ、そこで水分を吸着します。ですから、食物繊維をしっかりとると、ほどよいやわらかさと大きさの便がつくられ、腸壁が刺激されてスムーズな排便が促されるのです。

しかも、食物繊維は、善玉の腸内細菌のエサになります。

今では広く知られているように、私たちの腸内には約１００種類、１００兆個に及ぶおびただしい数の腸内細菌がすんでいます。そして、人体に有害な作用をする悪玉菌、有用な働きをする善玉菌、状況に応じてどちらにもなる（善玉菌・悪玉菌の優勢な側と同じ働きをする）日和見菌《ひよりみきん》に分かれます。

善玉菌と悪玉菌は、絶えず勢力争いをしており、前者が優勢になるほど、腸の健康は維持されやすくなります。そこで、**善玉菌の応援をするために、ぜひ積極的に摂取したいのが、善玉菌のエサになる食物繊維です。**

便秘やガス腹を生む停滞腸を改善して、元気な腸をつくるためにも、食物繊維の摂取が最大のポイントになります。

くり返しますが、日本ではその食物繊維の摂取量が大幅にへり、不足した状況が続いています。そのことが、腸内環境を悪くし、腸冷えにもつながっています。腸は、冷えると働きが鈍くなりますが、働きが滞ることによっても、逆に冷えを招くことがあるからです。

体が冷えると運動しにくくなりますが、運動しないでいるとますます冷えてきます。

それと同じで、**腸冷えと停滞腸は悪循環を生み出します。食物繊維不足によって、その悪循環が加速されているのが、現代日本人の食生活なのです。**

食物繊維には、水に溶けにくい不溶性《ふようせい》食物繊維と、水に溶けやすい水溶性《すいようせい》食物繊維があります。どちらも腸の健康に役立ちますが、特にしっかりとりたいのが水溶性食物繊維です。

水溶性食物繊維は、寒天、コンブ、ワカメなどの海藻、バナナ、リンゴ、かんきつ類などの果物、シイタケ、マツタケ、エノキダケなどのキノコ類などに豊富です。前述のもち麦やスーパー大麦にも、β《ベータ》－グルカンというすぐれた作用を持つ水溶性食物繊維が多く含まれています（詳しくは第3章を参照）。

腸を内側から元気にする温かい汁物をとる機会もへった

近年の日本の食生活で、腸にダメージを与えている要素は、食物繊維の不足だけではありません。前述のように、一汁三菜の食事が普通であった時代から、ワンプレートの食事やスナック食がふえてきたことで、温かい汁物をとる機会がへりました。

もちろん、今でもみそ汁やスープなど、温かい汁物をとることはありますが、ほぼ毎日、毎食のようにみそ汁を飲んでいた時代とは比べものにならないでしょう。

物理的に、温かい液体で腸を内側から温めることは、実はたいへん重要です。私は、診療のなかで、そのことを痛感しています。

私は、大腸の内視鏡検査の前に、腸の中を空にする目的で服用してもらった腸管洗浄液の泡を消すため、約５００㎖のぬるま湯を腸に注入します。すると、泡が洗い流されるとともに、大腸が温められてやわらかくなり、内視鏡が挿入しやすくなります。手間がかかるので、これを行わない医療機関も多いようですが、私は必ず行います。多くの患者さんが、このとき、「おなかが温かくて気持ちいい」とおっしゃいます。

そこで、ぬるま湯を入れる前後で患者さんの心拍数を測ってみたところ、多くの人の心拍数が下がり、リラックス状態になっていることがわかりました。

大腸が温められることで、自律神経《じりつしんけい》（意志とは無関係に体の機能を調節している神経）のうち、リラックス状態をつくり出す副交感神経《ふくこうかんしんけい》の働きが強まる結果と考えられます。腸の働きを司るのは副交感神経ですから、腸を内側から温めることは、物理的な温熱効果以上に、腸を元気にしてくれるのです。

発酵食品がへり肉食がふえたことも腸への打撃に

ここ50年の日本の食生活では、「発酵食品」のとり方も、大きく変化しました。発酵食品は、乳酸菌などの善玉菌をはじめ、善玉の微生物を多く含み、腸内環境の改善に役立ちます。昔からの日本食には、みそ、しょうゆ、納豆、漬物、甘酒といった発酵食品が多く含まれています。

根強い人気の納豆や最近、よさが見直されている甘酒はふえる傾向にあるものの、全体的に見れば、日本古来の発酵食品の摂取量はへっています。

発酵食品や乳酸菌というと、今では、まず「ヨーグルト」を思い浮かべる人も多いでしょう。腸によい食品だからと、毎日せっせと大量のヨーグルトをとっている人もいるかもしれません。

もちろん、ヨーグルトも腸によい食品ですが、実は、そこに含まれる乳酸菌と、昔ながらの日本食に含まれる乳酸菌には大きな違いがあります。**ヨーグルトに含まれるのは「動物性乳酸菌」、漬物やみそなどに含まれるのは「植物性乳酸菌」です。**

漬物の摂取量はへっている

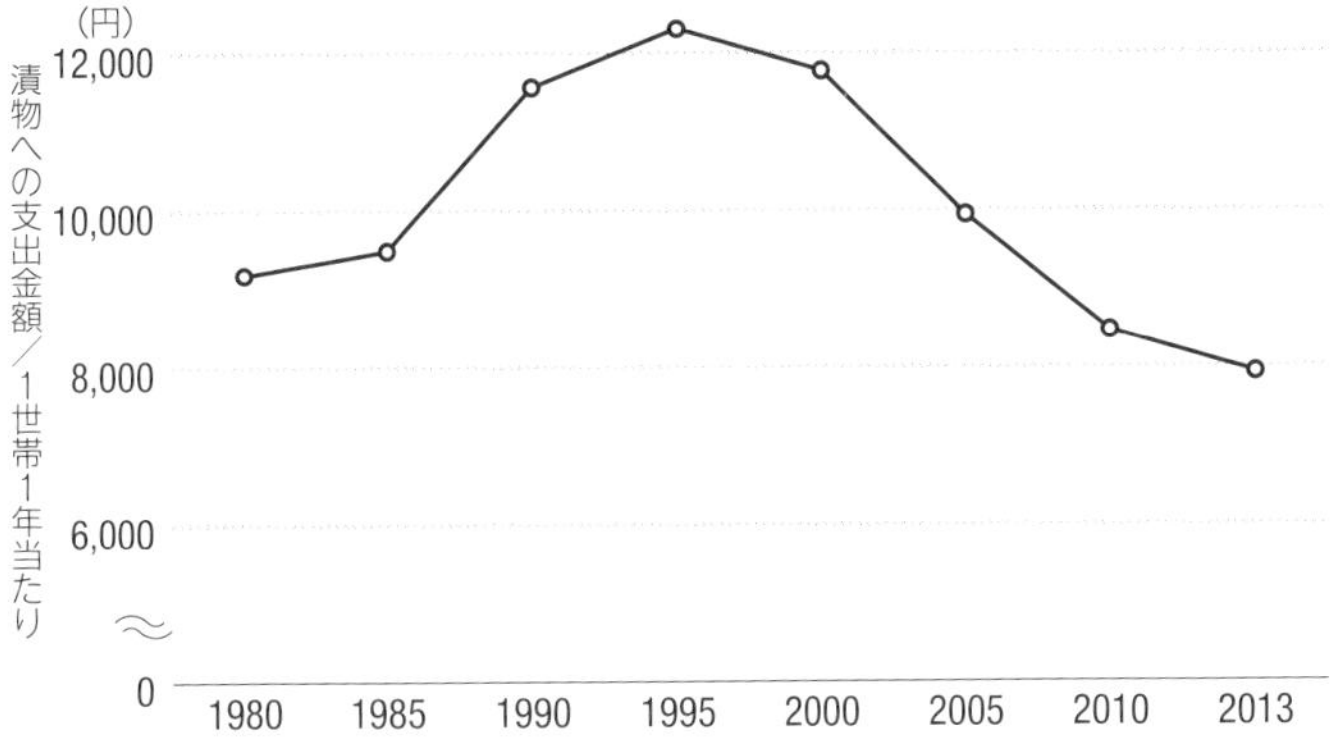

※総務省統計局「家計調査年報」より

みその出荷量は年々へっている

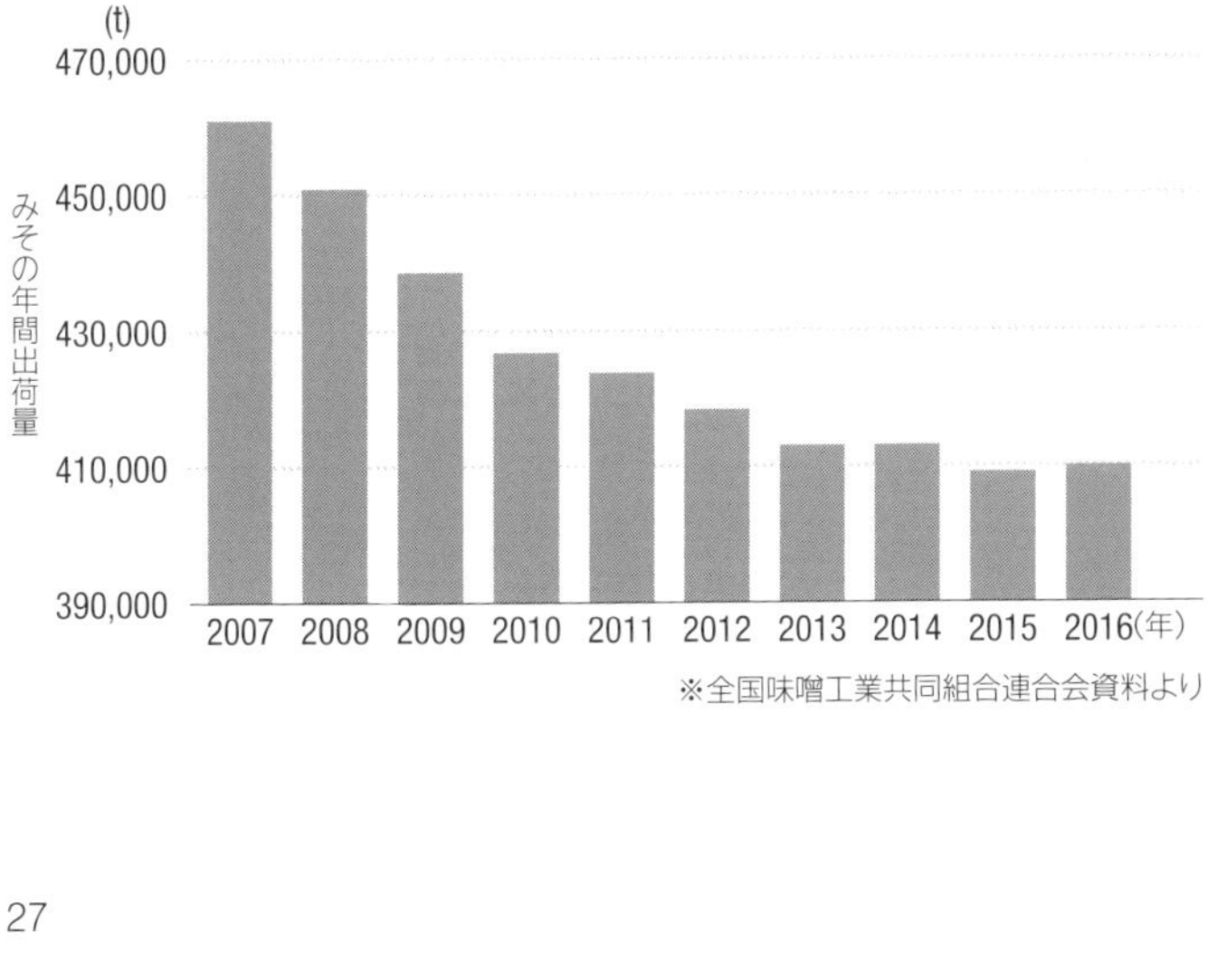

※全国味噌工業共同組合連合会資料より

植物性乳酸菌の摂取量は減少し、動物性は増加

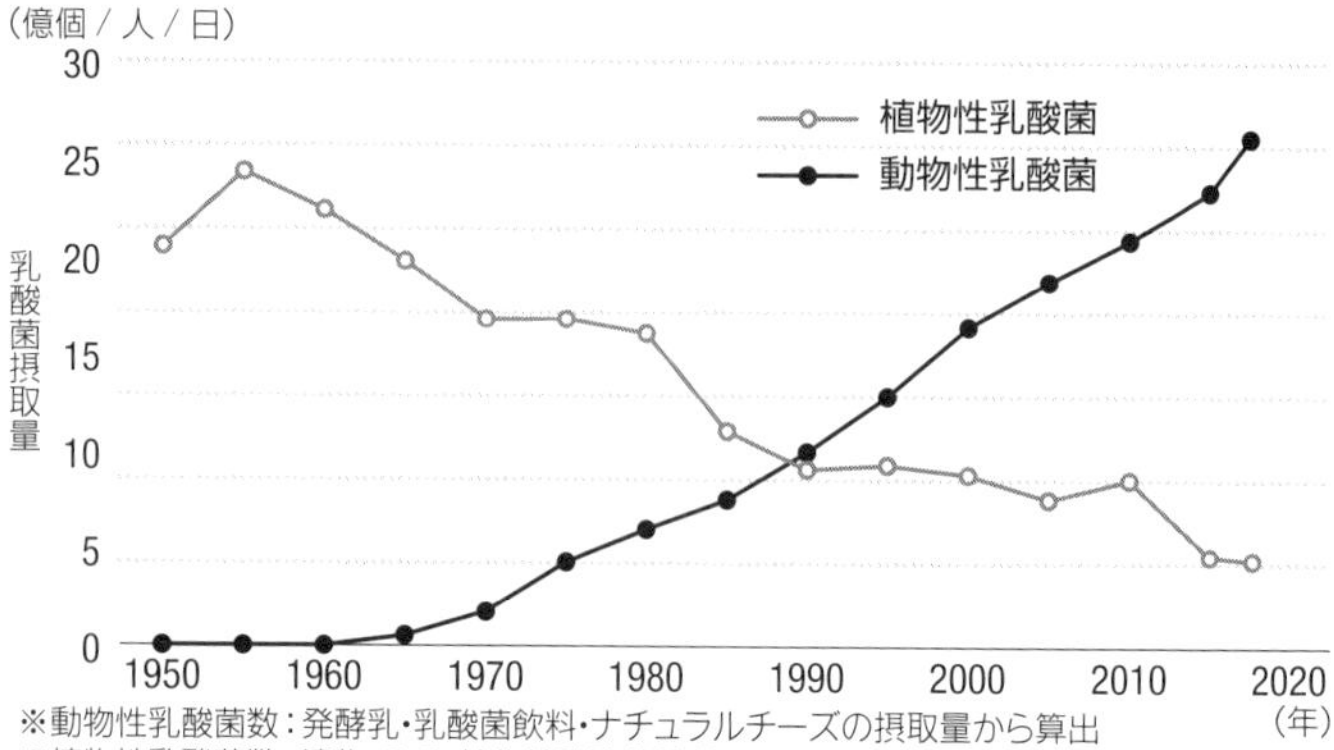

※動物性乳酸菌数：発酵乳・乳酸菌飲料・ナチュラルチーズの摂取量から算出
※植物性乳酸菌数：漬物・みそ・植物性乳酸菌飲料の摂取量から算出　カゴメ株式会社調べ

動物性乳酸菌は、体内に入ると胃酸や腸液などによって、ほとんどが死滅するのに対し、植物性乳酸菌は温度変化にも消化液にも強く、生きたまま腸に到達します。そして、腸内で乳酸を出して弱酸性の環境をつくって、善玉菌をふやします。

つまり同じ乳酸菌でも、腸の働きをよくするためには、植物性乳酸菌が動物性乳酸菌よりはるかにすぐれた働きをしてくれるのです。動物性乳酸菌に比べてあまり知られていない植物性乳酸菌ですが、塩分の過剰摂取には気をつけながら、漬物やみそなどを常食して、腸の健康に役立てたいものです。

以上のほか、メインのおかずとして魚介

類がへり、肉やその加工品（ハム、ウインナーなど）がふえたことも、腸に影響しています。これまでの研究では、こうした肉食に偏った食生活は、潰瘍性大腸炎や大腸ガンなどのリスクを高めることが明らかになっています。

肉を食べていけないわけではありませんが、**肉食に偏りすぎると腸の病気のリスクが増す**ことを知っておき、バランスのよい食生活を心がけましょう。

現代人の「運動不足」も腸の働きを低下させる！

近年の日本では、生活面でも大きな変化がありました。まず、多くの人が思い当たるのが、「運動量がへった」ことではないでしょうか。

国民健康・栄養調査によると、1日に成人が歩く歩数の平均値は、1991年（平成3年）に成人男性8338歩、女性7130歩だったのが、最新の調査（平成29年）では、それぞれ6846歩と5867歩と、1000歩以上減少しています（30ページのグラフ参照）。

車や交通機関の発達に加え、パソコンや携帯電話、スマートフォン（スマホ）など

日本人の1日の歩数は30年で1000歩以上へった

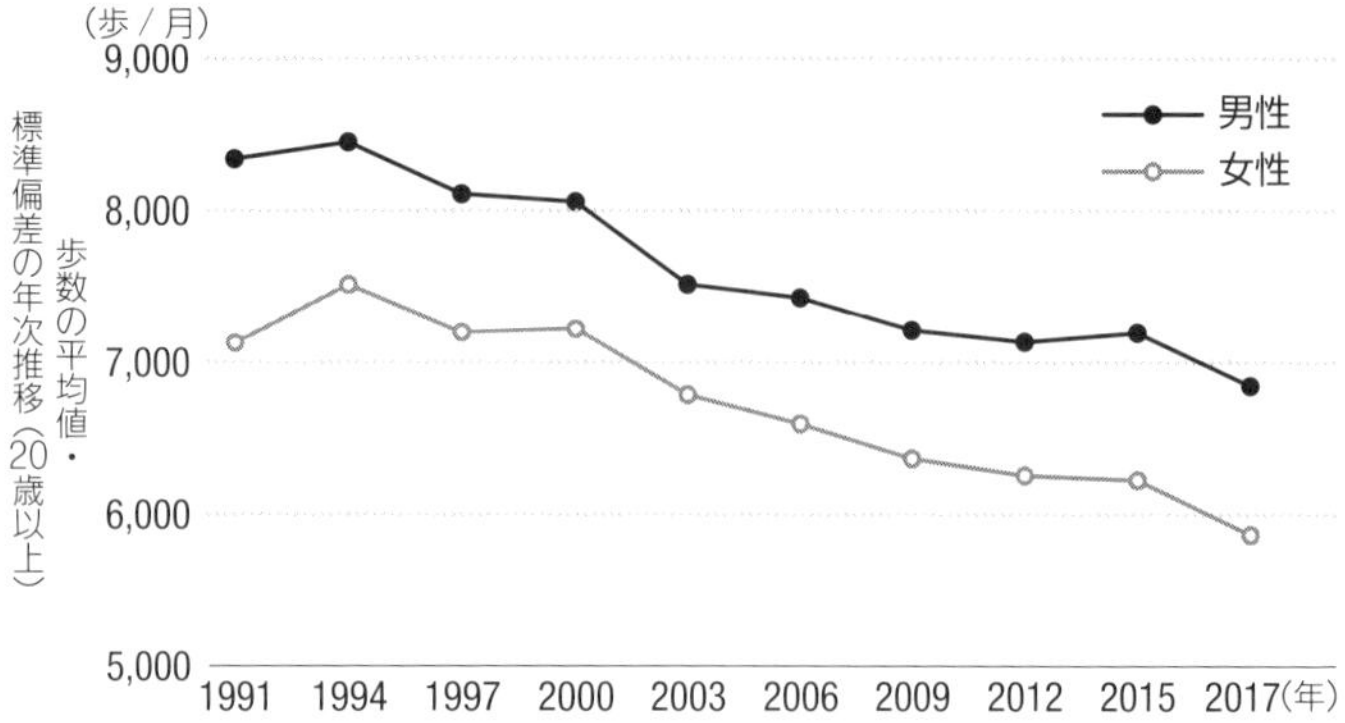

※国民健康・栄養調査より

の通信手段が普及したことが、歩行数の減少を招いたのでしょう。

歩数と腸は、一見関係なさそうに見えるかもしれませんが、実は深く関係しています。**体を温めて、腸を動かすのに最適な運動は、なんといっても代表的な有酸素運動である「ウォーキング」だからです。**

特に、ふだん運動不足の人では、歩くことで腸が活発に動き出すことが多いものです。逆にいえば、日常生活のなかで歩数がへっていけば、それだけ腸冷えのリスクが高まるわけです。その意味で、現代人の歩数がへっていることは、腸の悪化に影響していると考えられます。

厚生労働省では、1日に、20〜64歳の男性は９０００歩、同じく女性は８５００歩歩くことを推奨しています。65歳以上の場合は、男性７０００歩、女性６０００歩が目標とされています（第二次健康日本21で定められた目標）。

全身の健康維持や生活習慣病の予防など、幅広い目的で推奨されている歩数ですが、腸を温めて元気にするためにも、ぜひこの歩数に近づけたいものです。ウォーキング以外にも、腸に役立つ体操やストレッチがあるので、ぜひあわせて参考にしてください（詳しくは第４章を参照）。

腸は「第二の脳」で、ストレスの影響も強く受ける

近年の生活面での変化として、運動不足と並んで、多くの人が自覚していること。それは、なんといっても「ストレスの増加」です。

過密になる現代生活のなかで、のんびりしていた昔よりも、人間関係などによる精神的なストレスがふえたという人も多いでしょう。

それに加えて、パソコンやスマホが普及して、便利になればなるほど、ふえてくる

ストレスもあります。目や首、肩などを酷使することによるストレスです。

パソコンなどの画面を見ながら行う長時間の作業によって、目や心身にストレスがかかった結果として現れる諸症状は、「ＶＤＴ《ヴィディーティー》症候群」と呼ばれています（ＶＤＴはパソコンなどの画面を意味する「ビジュアル・ディスプレイ・ターミナル」の頭文字）。

その症状は、目の疲れ・痛み・かすみ、視力低下、首や肩のこり、腕や背中の痛み・だるさ、手のしびれ、イライラ、不安感、うつ症状などです。

こうしたストレスは、間接的に腸にもダメージを与えます。腸は心理的ストレスに反応しやすい器官だからです。緊張や不安などが高じると、腸の調子をくずしやすいのもそのためです。

腸は、脳に次いで多くの神経細胞があることから、「第二の脳（セカンド・ブレイン）」ともいわれます。また、**腸と脳の深い関係は、「腸脳相関《ちょうのうそうかん》」と呼ばれています**。

詳しくは第2章で改めて述べますが、**日ごろ、私たちが心理的ストレスを感じることによっても、腸は打撃を受けるのです**。ですから、時代とともにふえてきた日常的なストレスもまた、現代人の腸を悪化させている一因と考えられます。

「10度の法則」で腸が痛めつけられる

「気温」や「気候」の変化も、腸にダメージを与える要因になっています。最近の日本の夏の「異常な暑さ」は、だれもが実感しているでしょう。実際、日本の気温は、この50年でどう変わったのでしょうか。

実は、平均気温を見ると、夏も冬も、緩やかに上昇しています（34ページのグラフ参照）。私の10代のころ（１９７０年代）、夏の最高気温は30℃前後でしたが、現在では35℃以上になっているのです。さらに、猛暑日の数を見ると、その増加は明らかです（35ページのグラフ参照）。

平均気温だと、気温の低い日もあるので目立たなくなってしまうのですが、強烈に暑い日は、やはり昔よりはるかにふえているのです。

その分、家庭でのクーラーの使用率も、当然ながらふえています。日本では、この50年でクーラーが広く普及しました。１９６０年代は数％にすぎなかった普及率が、年々ふえて90％を突破しています。

日本の夏の平均気温は緩やかに上昇している

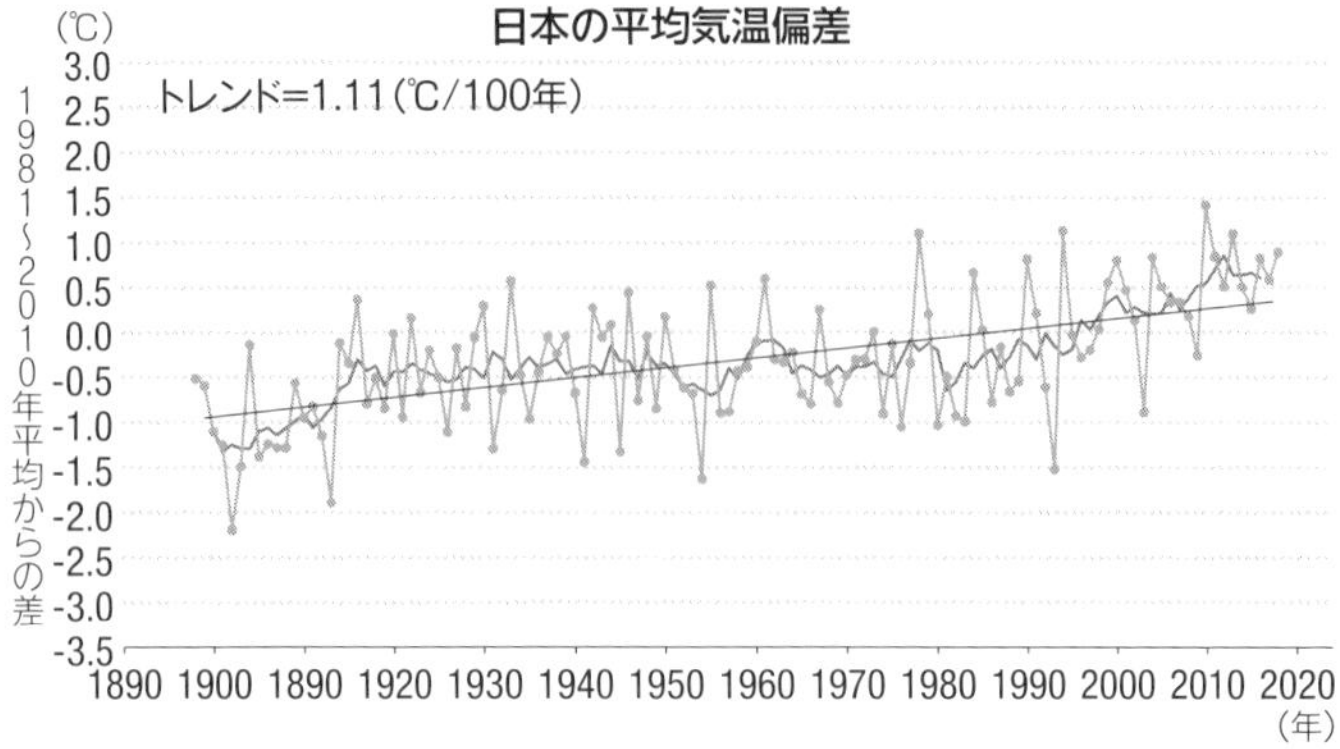

※日本の夏の平均気温偏差・気象庁データより

その背景には、日本人が経済的に豊かになったことや、住宅事情の変化などもあるでしょう。しかし、猛暑日がふえ、お年寄りや子供は室内でも熱中症になりうると知られるようになったことも、大きく影響していると考えられます。

今から50年前、私はちょうど中学校に入ったころでしたが、真夏でもクーラーは必需品ではなく、扇風機でじゅうぶんにしのげました。しかし、今、猛暑日に扇風機だけで過ごすのは、熱中症という観点から危険な行為になっています。

クーラーは、いまや夏に健康と命を守るための必需品になったのです。

しかし、適度に使う分にはいいのですが、

夏の猛暑日は明らかに増加

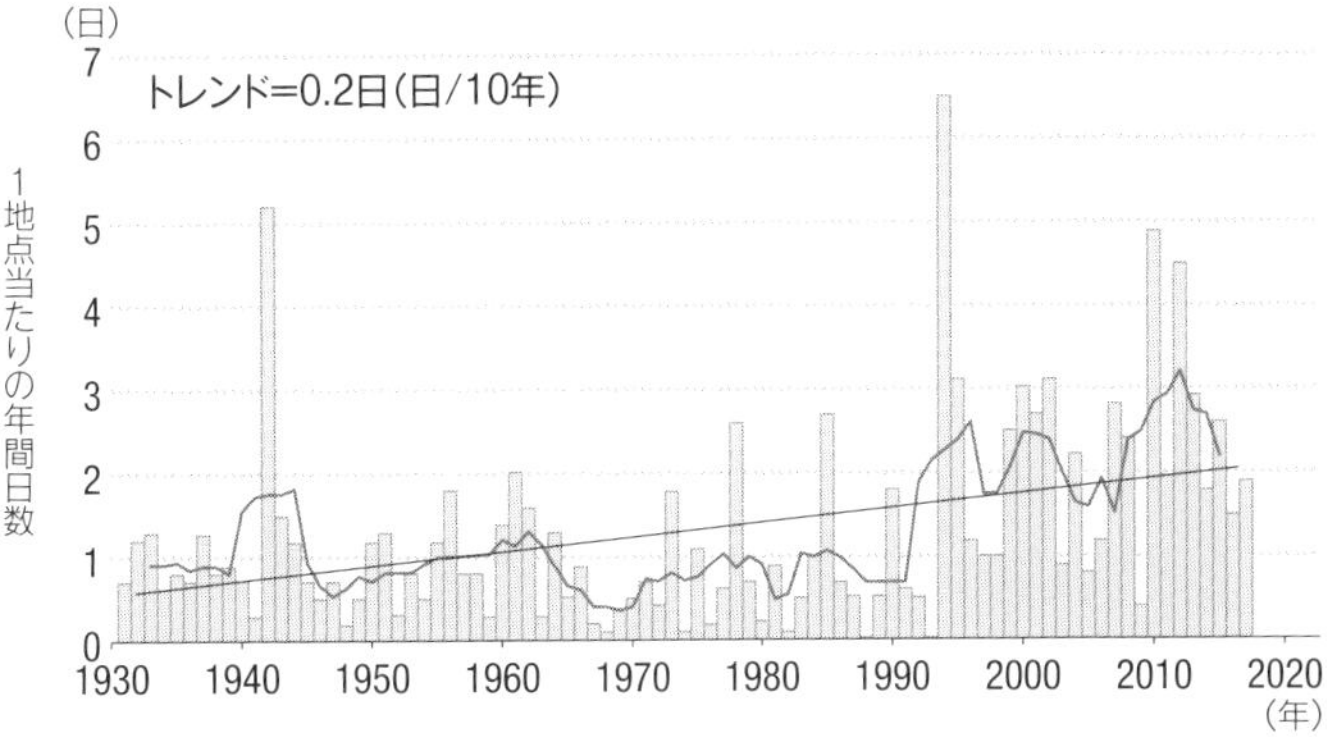

※日最高気温35℃以上(猛暑日)の年間日数(13地点平均)・気象庁データより

実際には過剰に使われている場合が多々あります。その結果、「腸冷え」を招き、腸の状態を悪化させているケースが多いのです。必需品になったからこそ、使い方には工夫が必要です。

そのポイントは、**外気温との差をあまり大きくしないことです。**

季節の変わり目などに、１日の気温の変動が10度以上になったり、夏や冬に冷暖房器具を使って室内外の温度差が10度以上になったりすると、腸には大きな負担がかかるようになります。私は、これを「10度の法則」と呼んでいます。

ですから、夏のクーラーは、猛暑日のような暑い日は、外気温マイナス10度を目安に、室温を下げすぎないように使うのが、腸を守るポイントです。

一方、冬は暖冬傾向が続いています。それなら、昔より腸が冷えなくてすむのではないかと思われそうですが、ここでも「10度の法則」が関係してきます。冬は冬で、暖房器具が普及したため、近年は室温を上げすぎる場合が多いからです。

50年前の冬を思い出すと、私の家にはコタツとストーブしかありませんでした。冬は今より寒かった記憶がありますが、それでもピンポイントで温める暖房器具で、工夫しながら過ごしていました。

いまや、暖房はファンヒーター、床暖房、ホットカーペットなど、広範囲の暖房器具を過剰に使う傾向があります。それにより、気温自体は昔より高くなっているものの、室内外の温度差が大きすぎ、体感温度は寒く感じる場合が多くなっています。「10度の法則」によって、そのことがストレスになり、腸を痛めつけてしまうのです。

冬も夏と同じように、室内外の温度差は10度以内に保つことが重要です。

以上、この50年の日本の変化が、いかに腸への負担になっているかを述べてきました。まずは、こうした事実を知るだけでも、腸をいたわるきっかけになるでしょう。

次章では、「腸冷え」が、具体的にどんな病気や症状を招くかについてお話しします。

第２章

「腸冷え」は
こんなに体に悪い

冷えが続くと自律神経のバランスも乱れる

「手足がひどく冷えてつらい」
「足腰が冷えてよく眠れない」
など、冷えに悩んでいる人は、現代人にはとても多く見られます。主に女性の悩みなのですが、最近は中高年男性にも、冷えを訴える人が少なくありません。

自覚しやすいのは手足や腰などの冷えですが、その奥には多くの場合、腸冷えが隠れています。

実は、手足などの冷えは、もともと腸などの腹部の臓器を守るために生じます。体内でつくられる熱がじゅうぶんではないとき、手足などの末梢《まっしょう》の血流をへらして腹部の血流をふやし、大事な臓器を守ろうとする防衛反応として冷えが起こるのです。

そのしくみを支えているのは、私たちの生体活動をコントロールしている自律神経《じりつしんけい》です。自律神経には、緊張や活動状態をつくる交感神経《こうかんしんけい》と、リラックス状態をつくる副交感神経《ふくこうかんしんけい》があります。腸が冷えているときは、交感神経が働いて、手足などの血管を収縮させます。つまり、手足の冷えは、実は体の防御に役立っているのです。

といっても、これは緊急避難としての反応ですから、長く続けることはできません。「一時的に手足の血流を犠牲にしておなかを温めているから、その間に、ちゃんと体温を上げてね」と、体ががんばっている状態といえるかもしれません。

ところが、前章で述べたように、現代人は食事・生活・環境のさまざまな面で、腸を冷やし、腸に負担をかけ続けています。

こうして自律神経がバランスをくずし、交感神経が優位になったりすると、腸を守り切れなくなって、腸冷えにつながることがあります。

ですから、**手足の冷えが慢性化している人には、腸冷えも見られますし、自律神経のバランスの乱れも起こる可能性があります。**

腸冷えは、腸そのものの不調はもちろんのこと、長く続くにつれて、その影響による全身の症状や、自律神経のアンバランスによる症状なども起こします。

また、薄着をするなど、外から体を冷やすと、腸冷えを招くことがあるので要注意です。

以下に、腸冷えの影響として、主なものを挙げてみましょう。

全身のさまざまな不調を招く「停滞腸」

腸冷えや現代の食事・生活などの影響から、多くの人に見られるのが「停滞腸《ていたいちょう》」です。**停滞腸は私の造語で、「腸の働きが鈍くなっている状態」のことです。**

通常、私たちがとった食物は、まず胃にためられてドロドロの状態になったあと、小腸に送られます。小腸には、胃に続く十二指腸《じゅうにしちょう》、空腸《くうちょう》、回腸《かいちょう》があり、これらを通る間に、さらに消化が進み、必要な栄養素が吸収されます。

そのあと送られる大腸には、上行結腸《じょうこうけっちょう》、横行結腸《おうこうけっちょう》、下行結腸《かこうけっちょう》、S状結腸《エスじょうけっちょう》、直腸《ちょくちょう》があり、それらを通過する間に、余分な水分が吸収されて便ができます。最後は直腸から肛門《こうもん》を通って便が排泄されます。

このように腸は、消化・吸収・排泄《はいせつ》を受け持っているわけですが、その基本的な働きが鈍くなった状態が「停滞腸」です。

腸は、伸び縮みをくり返すミミズの動きのような「ぜん動運動」で、内容物を先に送ります。停滞腸とは、主に大腸の運動が停滞し、排泄力が低下した状態を指してい

小腸と大腸

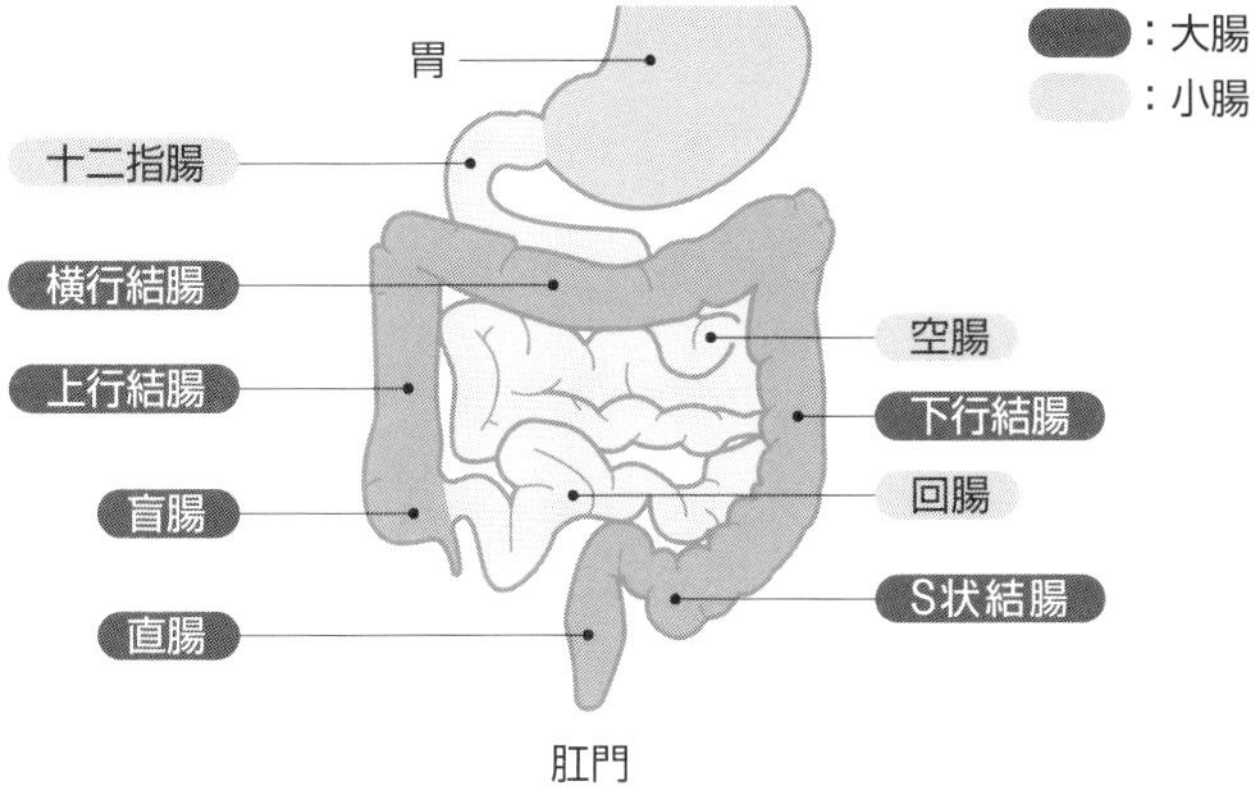

ます。

前章でも少しふれましたが、腸冷えがあると停滞腸が起こりやすくなります。しかも、**この２つはお互いに悪循環を招く関係にあります。腸が冷えていると動きが鈍くなり、動きが鈍くなることで冷えが加速されるのです。**

腸の停滞というと、便秘と同じような意味にとらえる人もいるかもしれません。確かに、便秘は停滞腸が進行したことから起こる代表的な症状ですが、停滞腸はもっと幅広い意味を持っています。

例えば、便秘という自覚がなくても、停滞腸の人は多く見られます。**おなかの張り、ガス腹、残便感、原因のハッキリしない腹**

痛、下痢などがあれば、停滞腸を疑う必要があるでしょう。それだけではなく、停滞腸があると、**胸やけ、体臭、ニキビ、肌荒れなども起こりやすくなります。**

また、停滞腸で未消化物が腸の中にため込まれていると、**腸内細菌のバランスがくずれ、悪玉菌が優勢になりやすいという弊害もあります。**

腹部膨満や肥満、むくみなどを招く

腸冷えがあると、停滞腸、さらには便秘が起こりやすくなります。

一般に排便は、正常だと1日1～3回程度、1日200g程度で、水分量が60～80％程度です。わかりやすくいうと、正常な便はバナナ1～1・5本程度の量で、コロコロしておらず、ほどよいやわらかさといわれていますが、これは1つの目安です。

腸の状態から見ると、排便があって、おなかがスッキリしていれば、健康な腸だといえます。よく、便の形や大きさを気にする人がいますが、大腸内視鏡検査を行うと、ほとんど正常なのです。

便秘の定義は厳密に決まっているわけではありません。「排便間隔が空く」「便がかたい」「便が出にくい」「おなかの張りや腹痛がある」といった症状があって、患者さん自身がつらいと感じているときに、便秘と診断されます。

便秘になると、便が大腸に長くとどまるため、水分が余計に吸収されて便がかたくなり、ますます出にくくなったり、コロコロ便になったりします。ですから、排便間隔だけでなく、便の形状も判断材料になります。

便秘は、ありふれた症状として軽視されがちですが、体への悪影響がたいへん大きい、厄介な症状です。

便秘が続くと、本来、きちんと排泄されなければならない**老廃物や有害物が、長く体内にとどまります。すると、疲れや倦怠感、ニキビ、肌荒れなどが起こりやすくなります。**

物理的におなかに便やガスがたまるので、**ダイエットをしても、腹部膨満がなかなか解消できません。**それに加えて、便秘が慢性化すると、代謝の衰えから、**むくみやすくなったり、太りやすくなったりすることもあります。**

これには、腸内細菌も関係することがわかってきています。

腸内細菌の種類や分布のことを、「腸内フローラ」といいます。フローラとは「お花畑」という意味で、おびただしい細菌が腸内にいる様子が、お花畑のように見えることからついた名称です。「腸内細菌叢《ちょうないさいきんそう》」と呼ばれることもあります（「叢」は草むらという意味）。

そして、腸内環境は①**食事**②**腸管機能**③**腸内フローラ**の３つの要素で成り立っています。

腸内フローラは、食事や生活、体の状況などで変化しますが、そのバランスが、肥満にも関係しているというアメリカでの研究結果があります。太った人の腸内細菌とやせた人の腸内細菌を、それぞれ別の無菌マウス（腸内細菌がいないマウス）に移植したところ、太った人の腸内細菌を移植したマウスだけが太ったというものです。

その後、ヒトに対する同様の実験も行われ、同じ結果が出ています。この結果から、**人間には「肥満を招く特徴的な腸内フローラ」があると考えられています。**

同時に、腸内フローラは腸の状態や食事などで変わるので、**腸冷えや停滞腸を改善していけば、太りにくい腸内フローラを獲得できる**という考え方も成り立ちます。

腸と肥満に関しては、最近、食後の血糖値を速やかに下げることから、「やせホルモン」とも呼ばれるインクレチンという物質の分泌が、腸の状態に応じて変わることもわかってきました。過食をやめて小腸へのストレスをへらしたり、食物繊維の摂取量をふやしたりすることによって、インクレチンがふえることが判明したのです。

このように、腸の状態は、いろいろな面から肥満にも深く関係しています。腸冷えや停滞腸をなくすことは、太りにくく、やせやすい体質づくりのため、そして糖尿病対策にも重要です。

刺激の強い下剤の使いすぎで腸が真っ黒!

便秘の対策として便秘薬（下剤）を使っている人も多いでしょう。下剤は、一時的なサポートとして、うまく使うならよいのですが、**使い方によっては、かえって便秘を悪化させる場合もあるので要注意です。**

下剤には、いくつかの系統がありますが、センナや大黄《だいおう》、アロエ、あるいはそれらを含む下剤は、「アントラキノン系下剤」と呼ばれます。この系統の下剤は、腸壁《ちょうへき》を刺激することによって排便を促します。

実は、**これらを長く常用していると、「大腸メラノーシス」と呼ばれる腸の色素沈《しきそちん》**

着《ちゃく》を招きます。すると、腸が真っ黒になります。色が変わるだけでなく、同時に腸の働きも鈍くなってしまうのです。そして、便秘がよりいっそうひどくなります。

日ごろ診療していても、慢性的な便秘の患者さんには、大腸メラノーシスを起こしている人が多く見られます。特に、漢方系下剤や、生薬《しょうやく》（センナ、アロエなどを含有）と称するサプリメントなどを長期に飲んでいる人にも、多く認められます。

頑固な便秘の原因として、実は意外に多いのが、こうした**アントラキノン系下剤の常用なのです。**

つまり、「便秘を治そうと思って飲んでいる下剤で、逆に便秘になってしまっている」ということです。特に、毎日のように、センナや大黄の入った下剤を飲んでいる人は、大腸メラノーシスによって便秘が慢性化しているおそれが大きいのです。

こういう場合、まず使用している下剤をやめることが、治療のスタートになります。食事や生活改善を進めるとともに、できるだけ、アントラキノン系以外の下剤に切り替えます。**お勧めなのは、酸化マグネシウムなどの塩類《えんるい》下剤です。**

酸化マグネシウムは、便をやわらかく大きくし、間接的に腸壁を刺激して便通を促すので、マイルドに効きます。これなら大腸メラノーシスを起こす心配もありません。

ただし、頑固な便秘だと、酸化マグネシウムは効果が不じゅうぶんな場合もあります。そんなときは、アントラキノン系の薬剤を、量をへらしながら使い、徐々に切り替えていきます。下剤で、逆に便秘を起こしてしまわないよう、薬は上手に活用しましょう。

腸はリンパ球の60％が集まる「人体最大の免疫器官」

腸の働きには、「消化・吸収（小腸）・排泄（大腸）」以外にも、実は重要な働きがあります。それは、ウイルスや細菌、ガン細胞といった異物を排除する「免疫《めんえき》」の働きです。

小腸には、ウイルスやガン細胞などの異物を排除する免疫細胞やリンパ球の60％以上が集まっており、腸内環境は免疫機能と密接な関係があることがわかっています。腸は、「人体最大の免疫器官」ともいわれているのです。

腸管の粘膜には、特有のリンパ組織があり、これは腸関連リンパ組織（GALT《ガルト》）と呼ばれます。その容積は、腸全体の25％を占めています。その代表格が、小腸の「パイエル板」と呼ばれる特殊なリンパ節です。

腸は、体内の器官ではありますが、口を通じて外界につながっています。外界の有毒物や病原体が侵入しやすい場所なので、こうした手厚い免疫のしくみが整っているのでしょう。

腸管免疫の大きな特徴は、「細菌やウイルスといった病原体は排除する。かつ、食物や腸内細菌などの安全なものは排除しない」という2つを両立させている点です。これは一見、あたりまえのことのようですが、高度な働きです。**腸は、そうした高度な免疫機能によって、常に最前線で病気を防いでいる器官でもあるのです。**

腸冷えや停滞腸で腸の働きが弱まると、当然、この免疫力も弱まる可能性があります。すると、**カゼやインフルエンザ、腸炎などの感染症にかかりやすくなり、ガンのリスクも高まります。**

ガン細胞は、外界から入ってくる病原体とは違って、私たちの体内で正常細胞から変化してできるものです。細胞の初期のガン化は、毎日、私たちの体内で起こっていると考えられています。しかし、リンパ球などの免疫細胞が、絶えずそれを見つけて攻撃・排除しているため、ほとんどの場合は発病に至らないというわけです。

そうした免疫のしくみが円滑に働く基盤としても、腸の健康は重要です。

女性のガン死のトップは大腸ガン

腸管免疫は、すべてのガンと関係がありますが、腸冷えやそれが招く便秘と、特に深くかかわるのが大腸ガンです。

日本人の大腸ガンは、近年、増加の一途をたどっています。これは、日本人の腸の悪化を端的に示す現象といえます。

昔は胃炎が多かったので、日本では、50年ほど前までは圧倒的に胃ガンが多く、それに比べると大腸ガンの発症は少数でした。

ところが、その後、食の欧米化が進むとともに大腸ガンがふえてきました。大腸ガンによる死亡数を見ると、１９５０年からの50年間で、男性は約11倍、女性は約８倍に増加しています。

現在、日本人の死因の1位はガンですが、部位別で見ると、大腸ガンは男性の３位、女性は1位になっています。大腸ガンが、女性のガン死の1位になったのは平成15年

大腸ガンは女性ではガンの死亡率1位

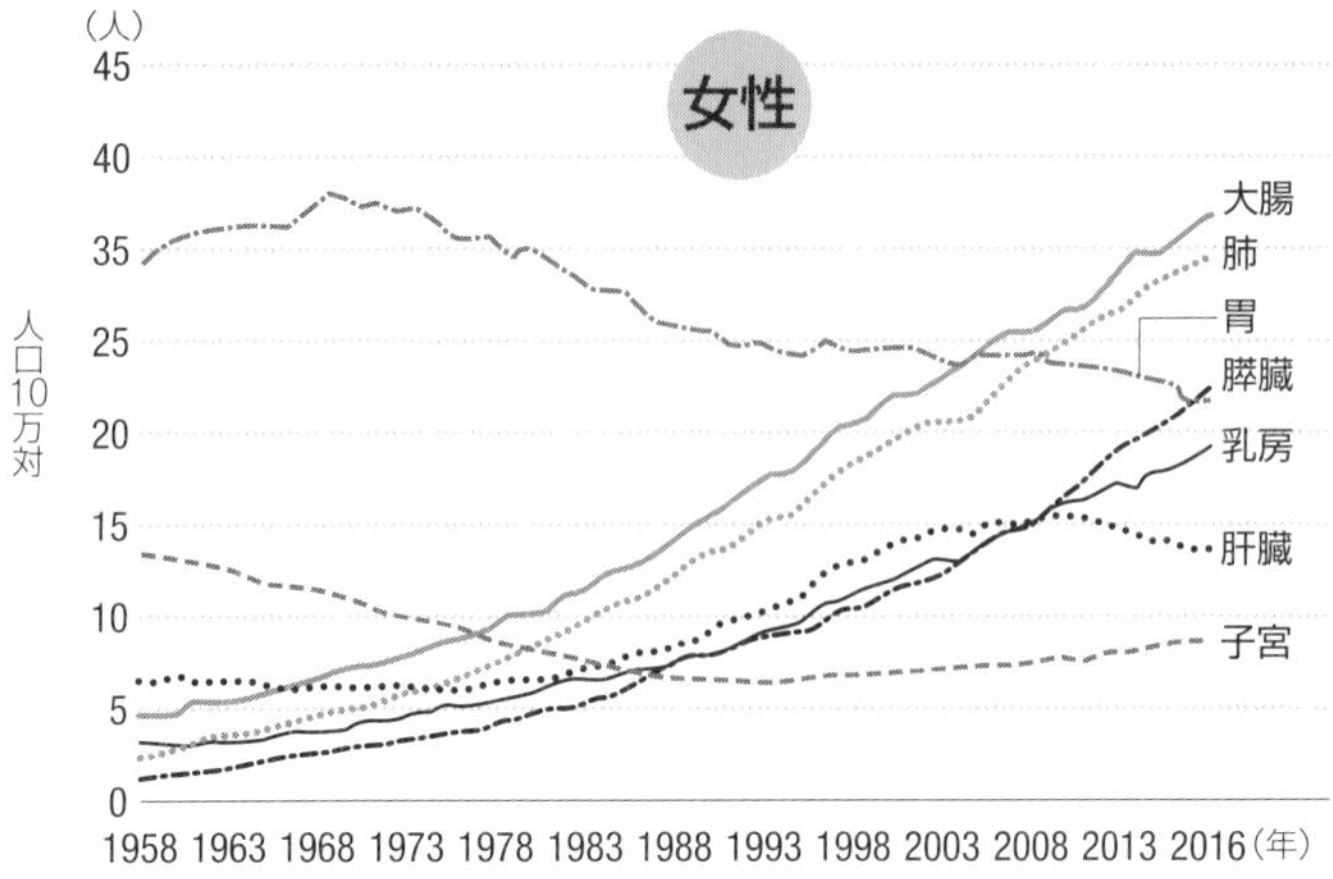

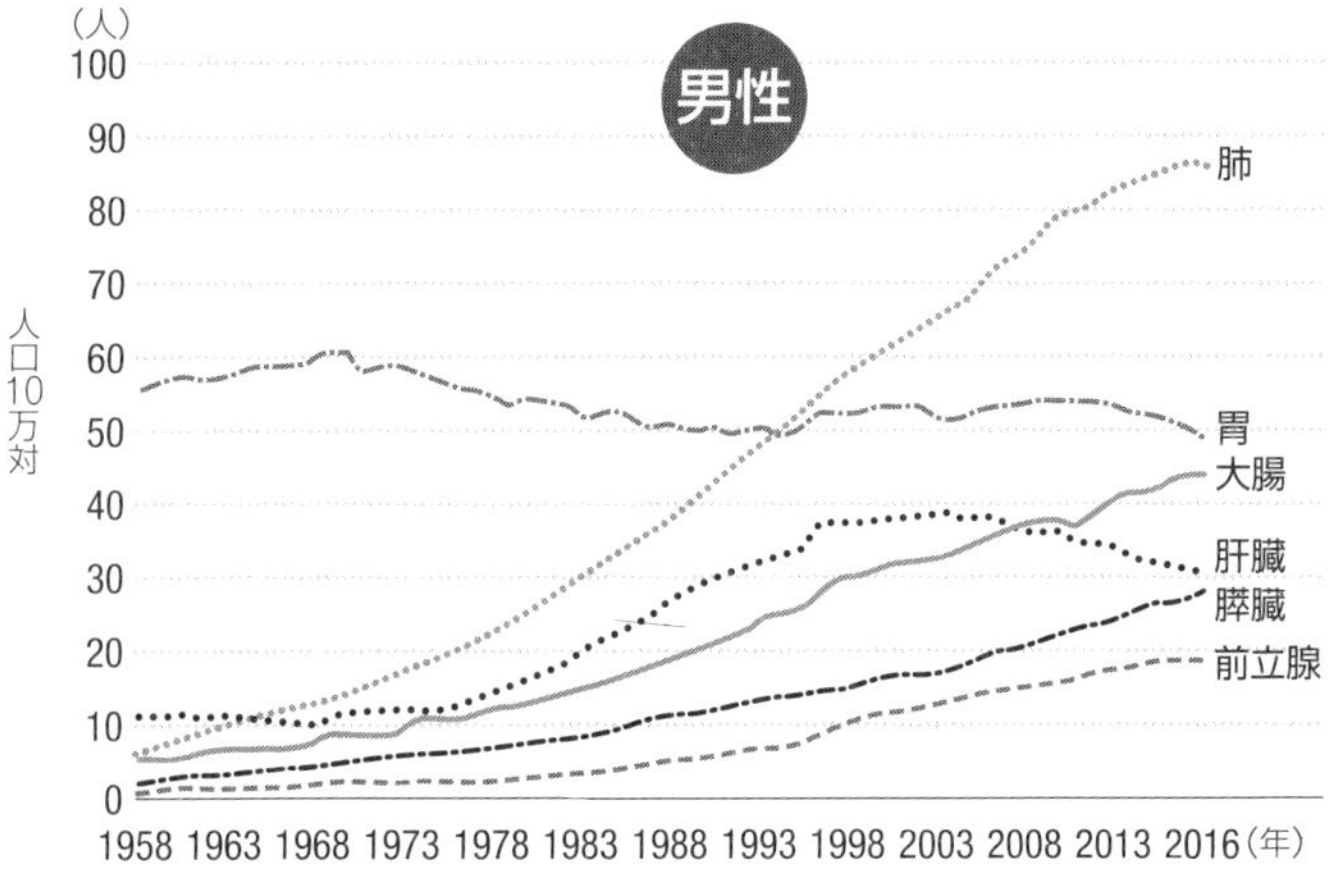

※国立がん研究センター・がん対策情報センター資料より

で、以来、ずっとトップに君臨しています（右のグラフ参照）。

大腸の部位で見ると、**大腸ガンが特に起こりやすいのが、肛門の手前にある直腸と、その前にあるS状結腸**（41ページの図参照）です。つまり、大腸のなかでも終着地点に近い部位に、多くガンが発症しているのです。

これは、何を意味するのでしょうか。

私たちがとった食べ物の中に含まれる食品添加物や残留農薬などの有害成分、体内で生まれる毒素の多くは、老廃物となって大腸にたどり着き、便となって体外に出ます。大腸では、内容物を先に送りながら、前述のように水分を吸収していくので、先にいくほど有害物の濃度も凝縮されて腸壁にふれることになります。

スムーズに排便されればいいのですが、便秘があると、有害物が長くとどまることになるため、最終地点に近いS状結腸や直腸では、大腸ガンが発生しやすいと考えられます。

そういう大腸ガンのリスクを低減するためにも、便秘、それを招く腸冷えを防ぐことが重要といえます。

なお、免疫にかかわる病気としては、花粉症などのアレルギー疾患もあります。アレルギー症状は、免疫のバランスがくずれ、過剰反応を起こすことから起こります。近年の研究では、腸内フローラの異常とアレルギーの発症には、なんらかの関係があるといわれています。

善玉菌に属する腸内細菌群の多い人は、アレルギー疾患にかかりにくい傾向があることも判明しています。日々の生活のなかで、腸内環境をよくする視点を持つことは、花粉症をはじめとするアレルギー症状の軽減にもつながるでしょう。

急増中の難病、潰瘍性大腸炎の背景にも腸冷え!?

大腸ガン以上に、ここ数十年で急激にふえてきたのが潰瘍性大腸炎《かいようせいだいちょうえん》です。

潰瘍性大腸炎は、大腸壁に炎症やただれ、潰瘍（組織がえぐれた状態）が起こる病気です。下痢・腹痛・発熱・粘血便などの症状が見られ、治療が難しい病気として、難病（特定疾患）に指定されています。

すべての年代に見られますが、多く発症するのは20～40代です。男女差はありません。

潰瘍性大腸炎は近年、急激にふえている

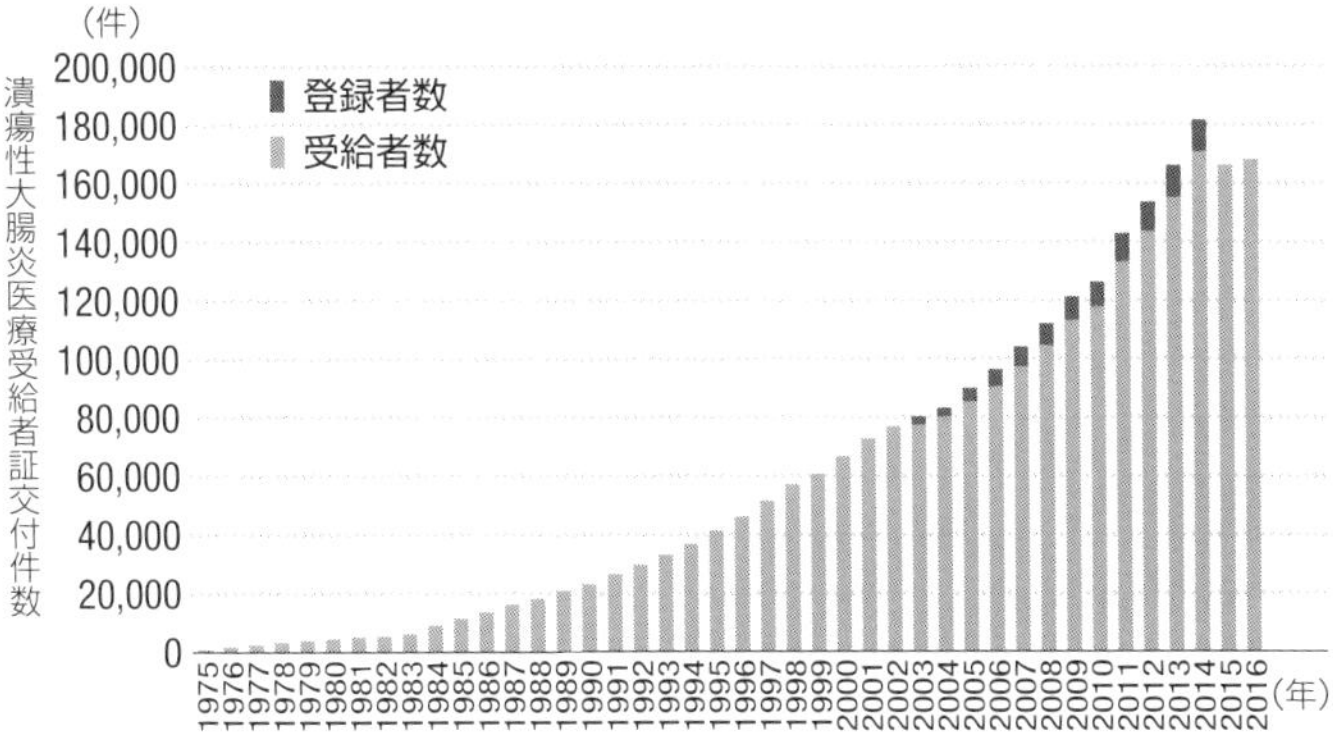

※難病情報センター資料より（潰瘍性大腸炎医療受給者証交付件数の推移）

原因はハッキリわかっていませんが、遺伝的・体質的な素因に加え、一種の誤作動で、免疫による攻撃が自分の組織に対して起こってしまう、「自己免疫」がかかわると考えられています。

１９７３年に難病として指定されたとき、潰瘍性大腸炎の患者数は、１０００人以下でした。１９８０年代までは徐々にふえる程度で少なかったのですが、その後は毎年、何千人という単位で増加し、２０１７年には約23万４０００人となりました。

この患者数は、アメリカに次いで世界第2位です。

潰瘍性大腸炎と、よく並び称される腸の難病であるクローン病も、患者数は約４万

人ですが、同じように年々ふえています。クローン病は、男性2に対し、女性1と、男性に多い病気です。

潰瘍性大腸炎やクローン病に関しては、ハッキリした原因が不明なので、腸冷えや停滞腸とどのくらいかかわっているかはわかりません。しかし、前章で述べたような日本人の食事や生活の変化と、急激な患者の増加とは、なんらかのつながりがあると考えられます。

肉類に偏った食事や肉類の加工品などを過剰にとることは、これらの病気の悪化を促すとされています。バランスのとれた食事をとりながら、腸にやさしい食事や生活を心がけることは、これらの病気の予防・改善に役立つと考えられます。

自律神経の乱れは過敏性腸症候群も招く

腸について、消化・吸収・排泄と免疫の働きに関係する病気を見てきましたが、さらにもう1つ、腸には重要な働きがあります。それは、**「脳との連携」**です。

腸には、非常に多い数の神経細胞が張り巡らされています。脳の神経細胞数150

億個に比べると、1億個と少ないものの、数ある臓器の中では脳に次いで2番目の数です。

しかも、腸にある一部の神経細胞は、脳や脊髄《せきずい》（脳髄とともに中枢神経を構成している器官）からの指令を受けることなく、独自に腸を動かすことができるのです。そのため、**腸は「第2の脳（セカンド・ブレイン）とも呼ばれています。**

その一方、腸は脳と約2000本の神経繊維でつながっており、脳との緊密な連携プレーもしています。**この連携は「腸脳相関《ちょうのうそうかん》」と呼ばれます。**

不安や緊張があるときや心理的ストレスがあるとき、腸が不調になった経験はだれしもあるでしょう。それも、腸脳相関があるためです。

本章の冒頭でふれたように、腸は自律神経とも深く関係しています。重要な臓器であるゆえに、**「脳－自律神経－腸」**というつながりのなかで機能しているのです。

そのことから起こる腸の病気もあります。代表的なのが「過敏性腸症候群」です。

これは、検査をしても腸などの異常がないのに、腸が過敏になって便秘や下痢を起こすものです。便秘をくり返す便秘型、下痢をくり返す下痢型、便秘と下痢を交互にくり返す混合型があり、便秘型は女性に、下痢型は男性に多い傾向があります。

原因については不明な点もありますが、**ストレスによって自律神経のバランスがくずれることが大きく影響すると考えられています。**

腸冷えを招くような食事や生活は、過敏性腸症候群の悪化にもつながるので注意が必要です。ストレスの軽減を心がけるとともに、症状が強くて困っているときは内科などを受診しましょう。

うつ病患者は便秘しがち

腸脳相関によって、自律神経や脳の不調が腸に現れるのが過敏性腸症候群ですが、**逆に自律神経や脳の不調から、腸の不調が起こることも珍しくありません。**

その代表が「うつ」です。うつ病の患者さんには、消化器系の不調、特に便秘を訴える患者さんが多く見られます。また、うつ病の患者さんが抗うつ薬を飲むと、副作用として便秘が起こりやすくなります。

これらのことは、腸脳相関を示す事象としてよく知られています。

逆に、腸冷えや停滞腸、便秘などがあると、精神面にも影響することは、日常の診療で多く経験します。**頑固な便秘の患者さんは、不眠やうつ傾向になることが多く、特に高齢者にはそうした例がよく見られます。**

うつ病には、脳の伝達物質の1つである「セロトニン」の減少が影響するといわれています。セロトニンは、ほかの神経伝達物質の調整役をして気持ちを穏やかに安定させるので「幸福ホルモン」とも呼ばれます。

そのセロトニンの減少が、うつ病の一因になっていると考えられており、セロトニンを効率よく使えるようにする薬が、代表的な抗うつ薬として使われています。

実は、体内にあるセロトニンのほとんどは、腸でつくられています。体内のセロトニンの95％は腸、1％が脳、残りは腎臓や血小板《けっしょうばん》（血液内にあって止血《しけつ》に使われる血球細胞）などでつくられているのです。

腸でつくられるセロトニンの役割は、腸に食べ物が入ってきたのを感知して、腸管全体に運動の指令を出すことです。

腸でつくられたセロトニンは、脳内に移行することはできず、そのまま腸で使われます。しかし、同じセロトニンであることから、うつ病と腸のセロトニンにもなんらかの関係があるのではないかといわれています。

いずれにしても、腸冷えや停滞腸を放置すると、過敏性腸症候群やうつ病、不眠のリスク増加につながります。次章から紹介する対策を取り入れて、温かくて元気な腸をつくり、ぜひこれらの病気対策にも役立ててください。

第３章
腸を温める食事術

腸を温める食事の基本は「朝食を抜かない」

腸を温めて、元気に動かすための基盤は、なんといっても食生活です。そこで、本章では、腸冷えと停滞腸《ていたいちょう》（腸の働きが鈍くなっている状態）を撃退する食事法や食品、ちょっとした食の工夫などを紹介します。まずは、「腸を冷やさない・温める食事」の基本ポイントからお話ししましょう

当院で開設している、便秘外来を訪れた患者さんたちの生活習慣を聞き取り調査してみたところ、ある特徴が見つかりました。

1日の食事回数が少ない人が多く、2回以下の人が40％以上いたのです。特に、「ふだん、朝食を抜いている」という人がその大半を占めていました。

「朝は食欲がわかないから」

「忙しくてとる時間がない」

「ダイエットにいいと思って」

など、それぞれの理由はあるようですが、とにかく便秘の人には、「朝食抜き」の

食習慣が多いということに驚かされました。

腸の専門医としては、朝食を抜くことは決してお勧めできません。それどころか、いろいろな事情があるにせよ、「なんとか工夫して、ぜひ朝食はとってください」とお伝えしたいところです。

なぜなら、**スムーズな排便のために重要な、腸の「大ぜん動」という収縮運動が、朝食後に最も強く起こるからです。**

「大ぜん動」とは、前述した腸のぜん動運動（伸び縮みをくり返して内容物を先に送る運動）が、非常に大きく強く起こるものです。大ぜん動は、起こるチャンスが限られています。これは、体内時計（体内リズム）によるものです。

なかでも、**胃と小腸が空になっている状態で、胃に食物が入る朝食時には、いちばん起こりやすいのです。**

このタイミングを逃さずに、朝食（できれば温かいものを多く）をとって大ぜん動を起こせば、腸が活発に動いて温まりやすくなります。**つまり、朝食は、停滞腸と腸冷えを予防・解消する大きなチャンス**といえるかもしれません。このチャンスを逃す手はないでしょう。

それでも、どうしても食事をとる時間がないとか、きちんとした食事はとれないというのであれば、せめて本章で紹介するドリンク類だけでも飲んでみてください。何もとらないよりは、はるかに腸を動かして温めるために役立ちます。

甘酒（71ページ）、オリーブ・ココア（75ページ）、毒出しホットジュース（78ページ）などは、腸の温め効果も高く、手軽においしく飲めるのでお勧めです。

では、ここからは、腸冷えに効果的なドリンクや食材、栄養素などを、

●腸を温めるチョイ足し食材
●腸を温めるドリンクメニュー
●腸を温める特選食材
●腸を温める栄養成分

に分類して、温め効果の実験結果なども交えながら紹介しましょう。

腸を温めるチョイ足し食材❶

【オリーブオイル】

スープなどに回しかけて手軽にとれる

腸を温める料理などを作るのはたいへんという人でも、日常の食生活にちょっと足すだけなら手軽にできるのではないでしょうか。そこで、手軽に「チョイ足し」できて、腸の温め効果が高い食品を紹介します。

その筆頭に挙げたいのがオリーブオイルです。手軽に入手できて、どんな料理にも簡単に足すことができます。特に、**腸の温め効果が高いエクストラバージン（以下「ＥＸＶ《イーエックスブイ》」）オリーブオイルは、ぜひお勧めしたい最強のチョイ足し食材です。**

オリーブオイルには、精製のしかたによっていくつかの種類があります。そのなかで、最も健康効果や温め効果が高いのは、オリーブの実をしぼったまま精製しておらず、酸度（脂肪酸《しぼうさん》の酸化の度合い）の低い、ＥＸＶオリーブオイルです。

また、オリーブオイルには腸を温めるだけではなく、腸を活発に動かす作用もあります。**私は、消化管の運動を促す食材や成分を「消化管作動性物質」と名づけていますが、その筆頭格がオリーブオイルです。**

私は、ＥＸＶオリーブオイルの保温効果を調べるため、日清オイリオグループの研究所で、ある実験を行いました。温かいミネストローネスープ３００㎖を

①そのまま飲んだ場合

②飲む前にＥＸＶオリーブオイル10㎖を回しかけて飲んだ場合

の体温の変化を調べたのです。

そのほかは同じ条件にして同一人物で計測し、それぞれ飲んだ直後から、30分ごとに体温を測りました。その結果、①は、飲んだ直後からは体温がやや上がるものの、90分後には下がりました。それに対して②**は、飲んだ直後から①より体温が高くなったうえ、90分過ぎたあとも高温をキープしました。**その差は、サーモグラフィーの画像を見れば一目瞭然です。

その保温力の秘密は、「油膜」にあります。ＥＸＶオリーブオイルを回しかけることで、スープの表面に油膜ができるため、冷めにくくなり、摂取したあとも保温力が

オリーブオイルはサラダ油よりも保温効果が高い

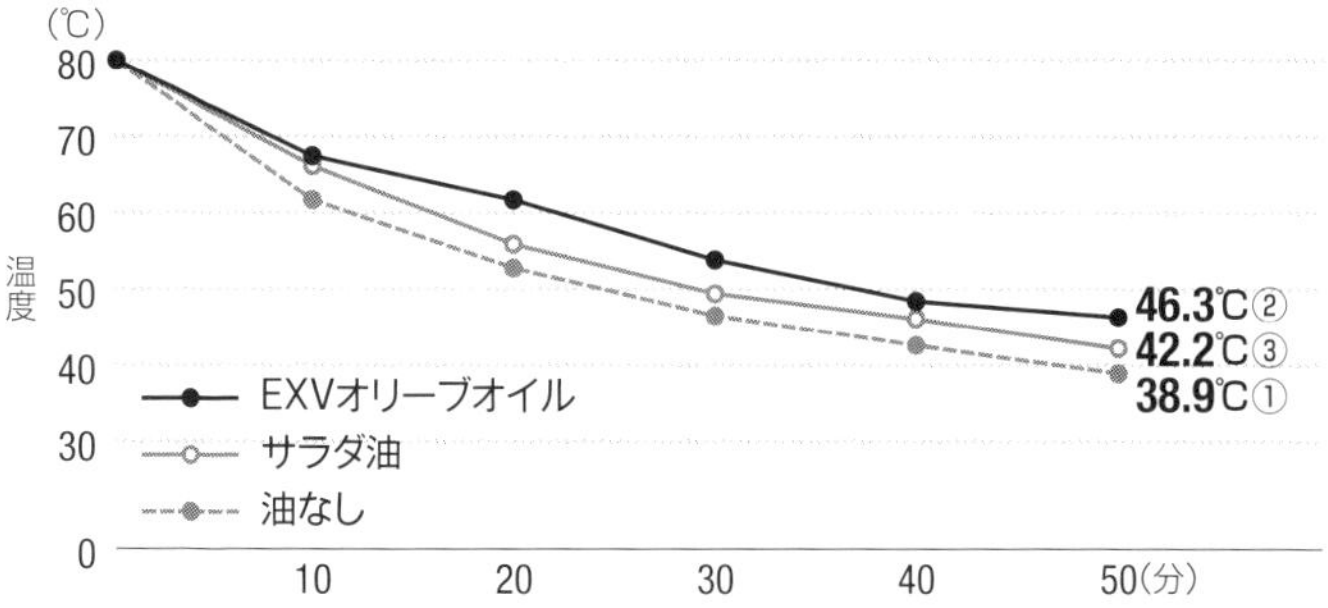

80度のお湯180㎖にEXVオリーブオイル5㎖を入れたものと、サラダ油を同量入れたもの、ただの白湯との温度変化の比較

※資料提供：日清オイリオグループ

持続するのです。

また、ビーカーに入れた80度のお湯を、

①そのままおく
②オリーブオイルを加える
③サラダオイルを加える

という3つの条件で、温度の下がり方を見る実験も行いました（上のグラフ参照）。

すると、①よりは当然、②③のほうが温度は持続しましたが、③と比べても、オリーブオイルを加えた②は明らかに高い温度が保たれました（特許出願中）。

「効果の秘密は油膜」といっても、油ならよいわけではありません。薄く均一に拡がるEXVオリーブオイルだからこそ、高い保温効果が得られるのです。

日ごろ、せっかく温かいスープや料理をとるのであれば、**ちょっとEXVオリーブオイルを回しかけるだけで、腸の温め効果がぐんと高まります。**

「和風の料理には合わないのでは？」と思うかもしれませんが、そんなことはありません。私は、日本食の塩分をやや控えめにし、砂糖をオリゴ糖に置き換えたうえで、EXVオリーブオイルをプラスした料理を「地中海和食」と名づけて推奨しています。

オリーブオイルを多用する地中海料理と日本食とは、食材の構成がよく似ています。日本食ではとりすぎになりがちな塩分と糖分を控えめにして、風味豊かなEXVオリーブオイルを加えれば、ヘルシーでおいしく、腸にもよい食事になります。ぜひお試しください。

もう1つ、手軽に作れるカップスープも紹介しましょう。

マグカップに水とコンソメ（キューブまたは顆粒）、野沢菜漬け（すぐき漬けやキムチでも可）を入れて、電子レンジで温め、最後にオリーブオイルを回しかけます。**この「オリーブ漬物スープ」は、あるテレビ番組で10人に試したところ、全員の排便がよくなったという結果が出ています。**野沢菜漬けの乳酸菌も摂取できる、お勧めの即席スープです。

腸を温めるチョイ足し食材❷

【シナモン】パウダーを紅茶などに振りかけて使える

シナモンというと、飲み物やお菓子に使うイメージが強いかもしれませんが、実は「桂皮《けいひ》」という名前で漢方薬に使われる生薬《しょうやく》（漢方薬の原材料）でもあります。

クスノキ科の「ニッケイ」という木の樹皮で、独特の風味があります。漢方では、冷えや腹痛、腸炎などに用いる桂枝加芍薬湯《けいしかしゃくやくとう》、慢性胃炎や胃腸が虚弱な場合に用いる安中散《あんちゅうさん》など、多くの処方に使われています。

血行をよくする作用とともに、整腸作用や消化促進作用があるので、冷えた腸を温めて、元気にするのに効果的です。

シナモンは、生薬である一方、手軽に使えるスパイスとしてパウダーにもなっているのがうれしいところです。シナモンパウダーは、紅茶などの飲み物やスープ、サラダ、トーストなどに、パッパッと振りかけて使うことができて便利です。

ただし、シナモンには、甘さ・苦さ・辛さの混じったような独特の香りと風味があります。その風味が好きな人は問題ありませんが、好みに合わない人がいるかもしれません。ちなみに私は、シナモンの香りが好きで、よく紅茶などに振りかけて飲んでいます。

合わない人は、無理をせず、ほかの方法で腸を温めればよいでしょう。

腸を温めるチョイ足し食材❸

【オリゴ糖】
砂糖代わりに使って腸を元気にする

オリゴ糖は、名前が示すとおり、糖類の一種です。

砂糖などの糖類、デンプンなどの糖質、食物繊維をひっくるめて炭水化物といいますが、それを分解していくと、最後はそれ以上分解できない「単糖」という最小の単位になります。単糖だけでできているブドウ糖は単糖類、単糖2つでできている砂糖（ショ糖）は二糖類、2～10個でできているものは少糖類、多数でできているデンプンなどは多糖類と呼ばれます。

このうち、少糖類の別名がオリゴ糖です。広い意味では二糖類の砂糖なども含まれますが、一般的には単糖が３個以上のものをオリゴ糖といっています。

オリゴ糖は、小腸で消化・吸収されてエネルギーになる「消化性オリゴ糖」と、小腸で吸収されないまま大腸に到達する「難消化性オリゴ糖」に大別されます。

このうち、健康効果が注目されており、**腸によい作用をするのが、後者の「難消化性オリゴ糖」です**。これには、タマネギ・バナナ・ゴボウなどに含まれるフラクトオリゴ糖、大豆に含まれる大豆オリゴ糖、キャベツ・アスパラガス・サトウダイコンなどに含まれるラフィノース、乳糖から作られるガラクトオリゴ糖、乳糖と砂糖から作られる乳糖果糖オリゴ糖などがあります。

難消化性オリゴ糖は、砂糖と同等か、それ以上の甘みがありながら、種類にもよりますが、エネルギー（カロリー）はおおむね砂糖の半分程度とされています。

そこで、大豆やサトウダイコンから抽出したり、果糖・砂糖・乳糖・食物繊維などから合成したりした難消化性オリゴ糖を、甘味料《かんみりょう》として液状や粉状にした製品も市販されています。

難消化性オリゴ糖は、大腸に入ると、腸内細菌によって発酵し、短鎖脂肪酸《たんさしぼうさん》というエネルギー源になる物質となって吸収されます。小腸で吸収されないのにエネルギーがあるのはそのためです。短鎖脂肪酸（特に酪酸《らくさん》）はエネルギー源にはなりますが、脂肪の蓄積をおさえたり、食欲をコントロールしたりと、ダイエットに役立つ作用がありま す。

そして、ここで注目したいのが、難消化性オリゴ糖の腸に対する作用です。**難消化性オリゴ糖は、腸のぜん動運動を促したり、腸内の善玉菌であるビフィズス菌をふやしたりと、腸を元気にする働きをします**。ですから、砂糖代わりにとって、腸の健康に役立てるのに最適です。

糖の仲間なので、血糖値を上げるのではないかと心配する人もいるかもしれませんが、小腸で消化・吸収されない難消化性オリゴ糖類は、**摂取後の血糖値の上昇もほとんど見られません**。その点でも、砂糖などよりも安心してとれる糖類です。

オリゴ糖は、加熱しても、その効果や甘みは失われないので、さまざまな料理やお菓子、飲み物などに使えます。ふだん使っている砂糖の代わりに使うだけで、腸を元気にできるので、取り入れてみてください。

腸を温めるドリンクメニュー❶

【甘酒】便通が改善してバナナ便になると実証

私は、腸の健康法の一種として、発酵食品をよく勧めています。そのなかでも、最近、特に注目しているのが「甘酒」です。**甘酒は古くから日本に伝わる発酵食品で、善玉の腸内細菌のエサになる食物繊維やオリゴ糖を豊富に含んでいるからです。**

しかも、甘酒を温めて飲めば、**内側から腸を温めるのにも役立ち、二重の意味で腸冷え対策になります。**

私は腸に対する甘酒の効果を調べるため、市販の缶入りの甘酒を使って検討を行いました。19人の被験者に、1日1本（190㎖）の甘酒を30日間飲んでもらい、便通などの変化を調べたのです（73ページのグラフ参照）。

缶入りの甘酒を用いたのは、成分が安定していて実験に適しているからです。

その結果、**19人中18人に、「便通の改善（楽に排便できる）」「排便回数の増加」「下**

剤（酸化マグネシウム）の錠数がへらせた」などの効果が見られました。

また、便の形状についても調べたところ、実験の開始時には、31・8％だった「泥・水状」という回答が、実験後は6・5％にへり、「バナナ状」という答えが59・1％から83・9％へと大幅にふえました。また、排便臭も「強い」という人がへって、「気にならない」という人がふえていました。

これらの結果から、甘酒が確かに、腸の働きを促進することがわかります。

過去の研究によると、試験管内での実験ではありますが、甘酒がビフィズス菌をふやすということも報告されています。

あわせて、以下のようにして、甘酒の保温効果も検証しました。

２００㎖のビーカーに、①甘酒、②15％濃度のデンプン水溶液、③15％濃度の砂糖水、④純水（不純物を含まない水）を、それぞれ１９０㎖入れ、かきまぜながらヒーターで45～46度になるまで温めました（②③の濃度は①と同等）。

その後の温度低下の様子を観察・記録しました。

すると、1度下がるまでに最も長い時間を要したのは①の甘酒でした。甘酒の温度保持効果はその後も続き、①、②、③の順に温度が高く保たれました。

甘酒で排便の回数・量がふえてバナナ便になった

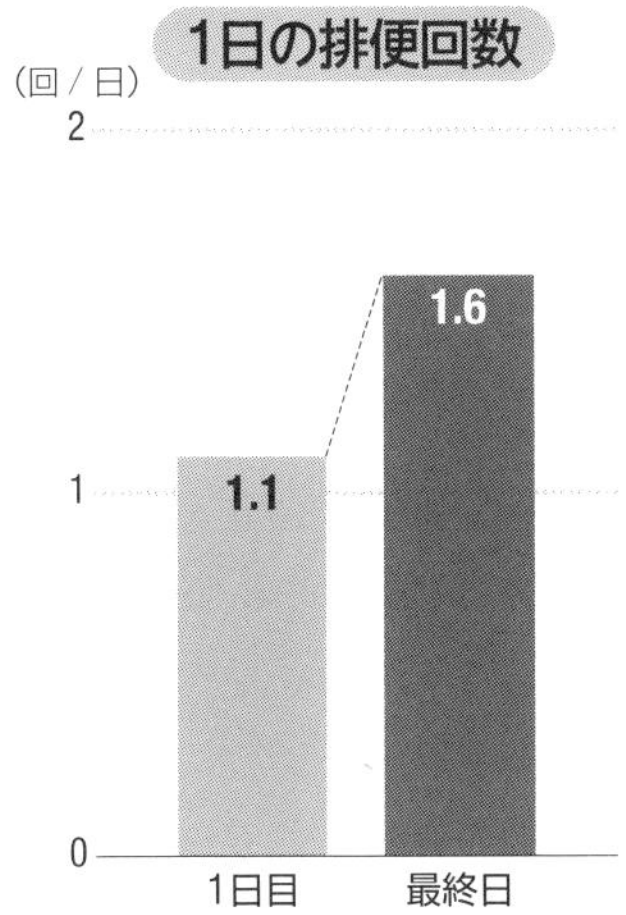

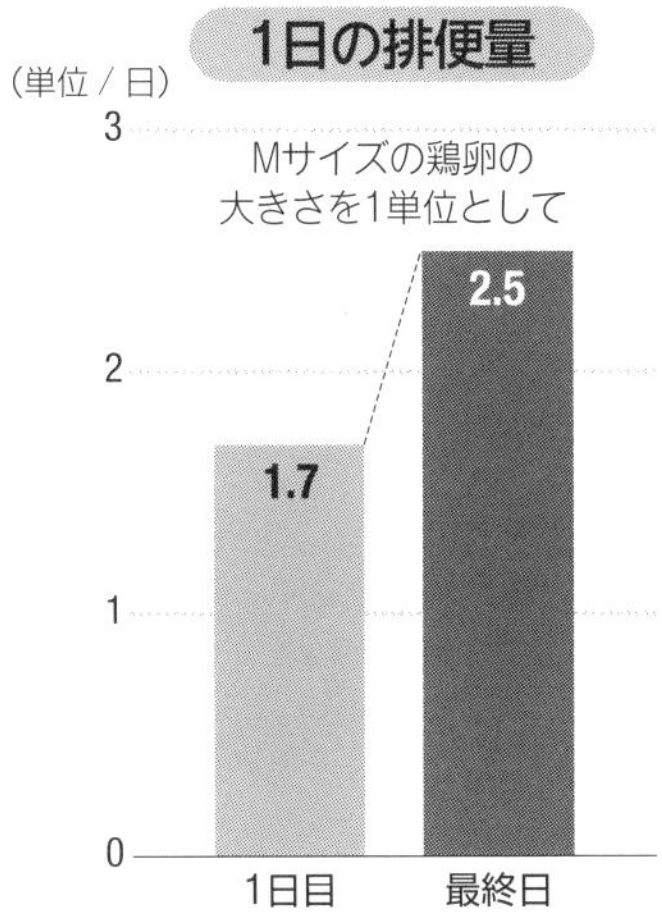

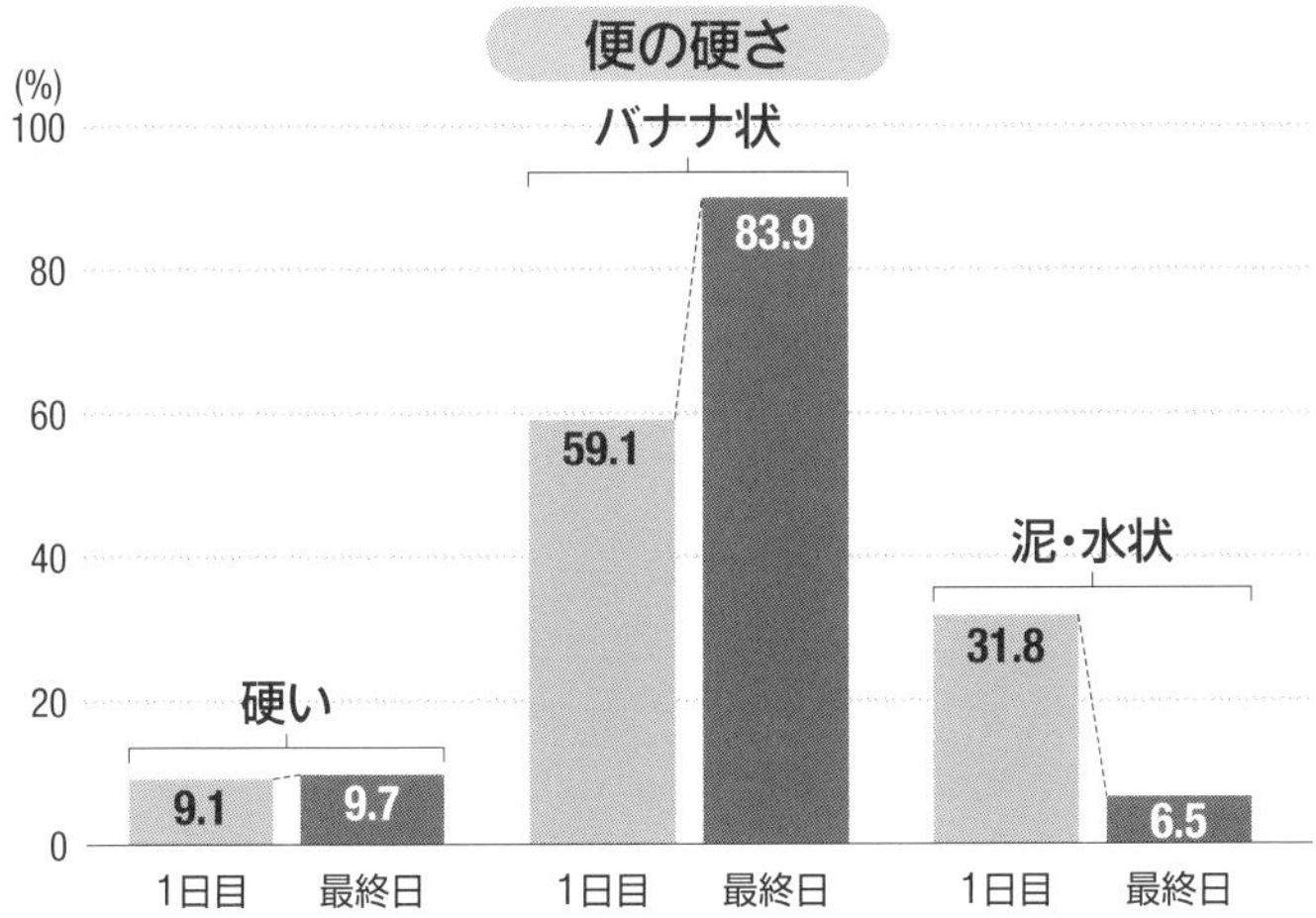

この結果から、甘酒が腸に対する温め作用を発揮して、症状の改善効果に影響したと推測できます。

みそなどの発酵食品の摂取がへっている日本人にとって、**甘酒は手軽においしく飲めて、腸を元気にする切り札になりうるでしょう。**

甘酒には、麹《こうじ》でつくるタイプと、酒粕《さけかす》でつくるタイプがありますが、腸冷え対策には両者とも役立ちます。後者は少量のアルコールが含まれるので、未成年者はもちろん、お酒に弱い人や日中などは、飲用に注意が必要です。麹タイプなら、そうした心配なしに飲むことができます。

「味に変化をつけたい」「甘酒の健康効果を高めたい」というときは、**甘酒に好みの量の純ココアパウダーを加えて、「甘酒ココア」にするのもよい方法です。**次項で述べるとおり、ココアも腸によい食品です。甘酒の甘みと、ココアのほろ苦さは相性がよく、また違った味わいが楽しめます。

ただし、甘酒には糖分（ブドウ糖）が含まれます。糖尿病の人が飲みすぎたり、空腹時に飲んだりすると、血糖値を上げる危険があるので要注意です。糖尿病の人は、甘酒をとる分、間食などのほかの糖質をへらしたうえで、比較的血糖値が上がりにくい食後に飲むとよいでしょう。

腸を温めるドリンクメニュー❷

【ココア】下剤の使用量が明らかにへった！

ホットココアというと、寒い冬に体を芯《しん》から温めてくれるイメージが強い飲み物です。そのココアは、実は腸にもたいへんよい食品です。ココアには、便通をよくする食物繊維がたっぷり含まれているからです。

それだけではなく、ココアは、血流を改善し、体を温める効果にもすぐれています。ですから、腸を温めてその働きを促すのにぴったりです。

私は、森永製菓株式会社の協力のもと、マグネシウム製剤を服用中の慢性便秘症の患者で、20～60歳の女性に、カカオ70％のココアを4週間摂取してもらい、便通と、下剤（マグネシウム製剤）の服用量がどう変わるかを調べました。

すると、カカオ70％のココアの摂取後は、便通がよくなり、マグネシウム製剤の服用量が3・3gから2・6gまで、有意に（統計的に差が認められるレベルで）減少したのです。

ココアを普通に飲むだけでも、このように腸を温めるのに役立ちますが、さらに効果的な方法として、私がお勧めしているのが「オリーブ・ココア」です。

オリーブ・ココアとは、ココアをお湯に溶《と》いたあと、EXVオリーブオイルとオリゴ糖を加えたもので、腸冷えと停滞腸に効果的なドリンクです。

私は、その有効性を確かめるため、オリーブ・ココアと普通のココアをそれぞれ300㎖飲んだ場合の、飲用後の体温の変化を比較しました。すると、多くの被験者で、オリーブ・ココアのほうが、体温の高い状態が長く保持されるという結果が出ました（左ページのグラフ参照）。

普通のホットココアにも腸を温める作用はありますが、EXVオリーブオイルとオリゴ糖を加えることで、その効果をさらに高められるのです。手軽にプラスして効果を高めましょう。

オリーブ・ココアにすると保温力が高まる

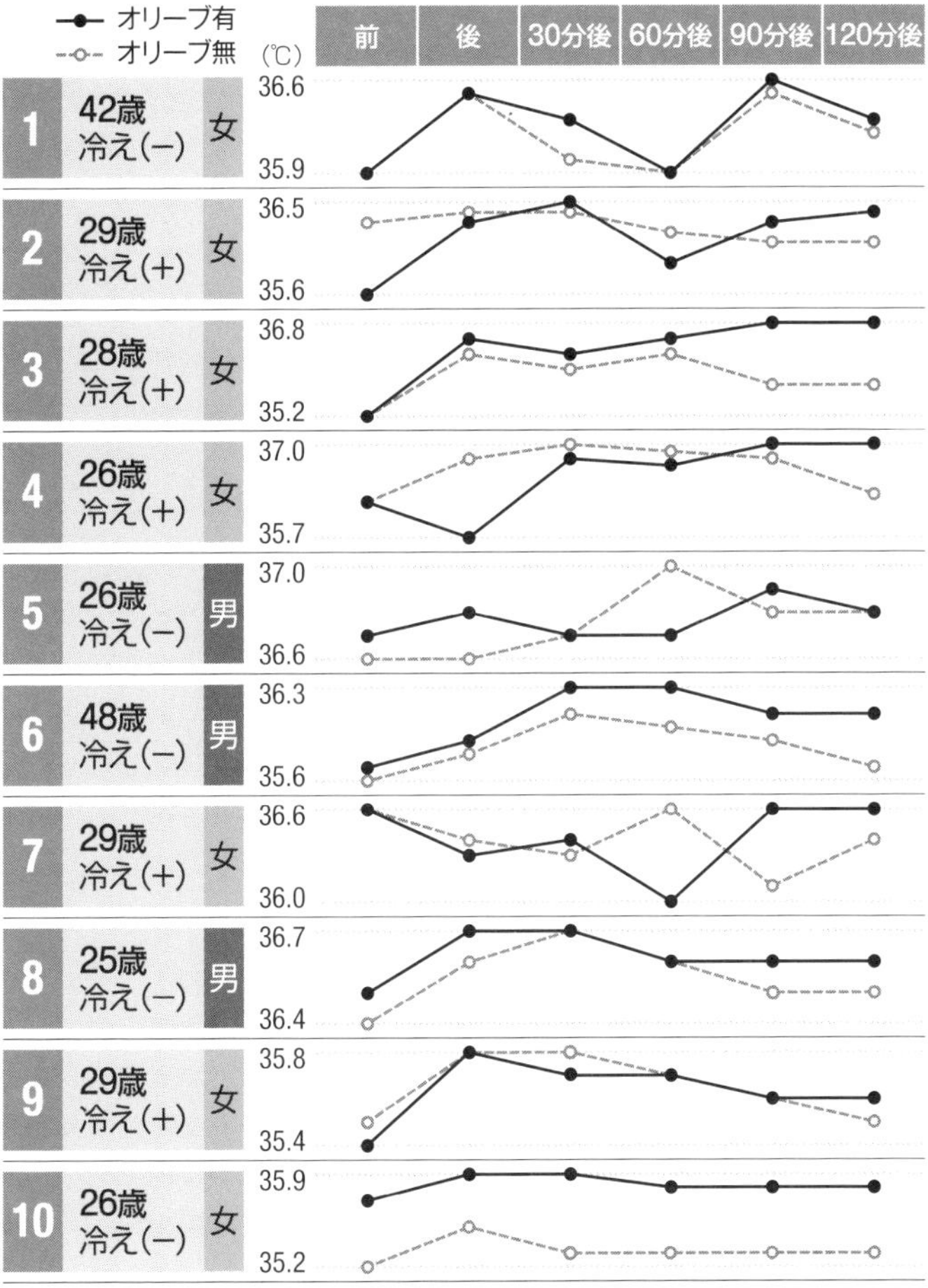

※『腸に悪い14の習慣』(松生恒夫著　PHP研究所)より

【毒出しホットジュース】
漢方をヒントに生まれたヘルシードリンク

「毒出しホットジュース」とは、漢方処方をヒントに、私が考案したヘルシードリンクです。**停滞腸を改善し、老廃物や有害物の排泄を促すデトックス効果にすぐれていることから、「毒出しジュース」と名づけました。**アイスでもホットでもおいしく飲めますが、特に冬は**ホットジュースにすることで、腸の温め効果が高まります。**

これを考案したきっかけは、肥満や便秘に効果があるとされる漢方処方、「防風通《ぼうふうつう》聖散《しょうさん》」に着目したことでした。防風通聖散は、18の生薬を合わせた漢方薬ですが、そのなかに重要なものとして「薄荷《はっか》」が含まれています。

薄荷とはペパーミントの和名です。爽やかな風味で知られるペパーミントには、実は健胃・解毒《げどく》作用のほか、腸を動かし、ガスを排出させる作用があります。このペパーミントに、同じく防風通聖散に含まれる保温効果の高いショウガ（生薬としては生《しょう》姜《きょう》といいます）を組み合わせ、それらと味の相性のよいレモン汁、腸の動きを促すオリゴ糖を加えたのが毒出しホットジュースです。

その作り方は簡単です。ペパーミントティーのティーバッグ（茶葉を使う場合は小さじ1）にお湯を注いで普通にペパーミントティーを作ったあと、カップ1杯に対して、大さじ1程度のレモン汁とチューブ入りのおろしショウガ1cm程度、好みの量のオリゴ糖を加え、まぜれば出来上がりです。

飲むのは、食後や食間、のどが渇いたとき、ひと息つきたいときなど、いつでもけっこうです。腸の働きが高まるとともに、むくみ取りや肥満の予防・改善などにも役立つので、お試しください。

腸を温めるドリンクメニュー❹

【シナモン・ジンジャー・ティー】
冷え取り漢方薬の効果を再現

シナモンの腸への効果は前述しましたが、それに保温効果の高いショウガ（ジンジャー）を組み合わせたのが「シナモン・ジンジャー・ティー」です。

ここまでにもふれたとおり、シナモンは桂皮《けいひ》、ショウガは生姜《しょうきょう》という名前で漢方に使われる生薬でもあります。そして、その両方が使われている漢方薬として、「桂枝加芍薬湯《けいしかしゃくやくとう》」という処方があります。この処方は、体が冷えやすい人や胃腸が弱い人に用いられ、強いおなかの張りや痛みなどに効果的なことが知られています。過敏性腸症候群の下痢型を治療する際にも用いられることがあります。

シナモン・ジンジャー・ティーは、この処方をヒントに、漢方薬に近い効果を手軽に家庭で得られるようにと、私が考案したドリンクです。

私は、シナモン・ジンジャー・ティーの温め効果を検証するために、次のような実験を行いました。

シナモン・ジンジャー・ティーと、同程度の温度のお湯を、健康な4人の被験者に飲んでもらい、それぞれの場合について飲用後の体温の変化を調べたのです。

すると、どちらを飲んだ場合も、飲用後はすぐに、体温の上昇が認められました。しかし、時間の経過とともに、体温に差が出てきました。

ある女性は、お湯を飲んだあとに体温が上昇したものの、1時間後には36・3度に戻ってしまいました。しかし、シナモン・ジンジャー・ティーを飲んだ場合には、1

時間後でも36・6度という高い体温を保つことができたのです。ほかの被験者にも、ほぼ同じような現象が見られました。

つまり、**シナモン・ジンジャー・ティーには、上昇した高い体温を長く維持する効果があることがわかったのです。**その分、腸の温め効果も期待できます。

シナモン・ジンジャー・ティーは、とても手軽に作れます。シナモンパウダー小さじ2分の1、チューブ入りおろしショウガ5㎜程度、オリゴ糖小さじ1杯を大きめのカップに入れ、250㎖のお湯を注いで、よくまぜれば出来上がりです。

素早くできるので、寒い季節に急いで体を温めたいときにも便利なドリンクです。

腸を温める特選食材❶

【発酵食品】
ヨーグルトだけでなく植物性乳酸菌をとろう

細菌やカビなどの微生物によって、食物の分解が進み、独特の風味が生まれたり、保存性が高まったりという有用な変化が起こることを「発酵」といいます。

私たちの周りには、多くの発酵食品があります。発酵食品というと、多くの人は、ヨーグルトやチーズを思い浮かべるかもしれませんが、ほかにも、みそ、しょうゆ、納豆、漬物、甘酒など、日本には伝統的な発酵食品が多数あります。

腸内では、善玉と悪玉の腸内細菌が絶えず勢力争いをしていますが、発酵食品には、その善玉菌を応援してバランスを整えてくれる作用があります。

発酵食品の多くは、乳酸菌を産生します。ヨーグルトや漬物に酸味があるのはそのためです。乳酸菌というと、ヨーグルトを連想しがちですが、実はみそや漬物などにも豊富に含まれています。

漬物にもいろいろな種類がありますが、全般的に乳酸菌が含まれます。特に、ぬか漬けやすぐき漬けには乳酸菌が豊富なことが知られています。日本の漬物に限らず、韓国のキムチやドイツ発祥のザワークラウトなどにも乳酸菌が豊富です。

ヨーグルトやチーズに含まれる乳酸菌と、みそや漬物に含まれる乳酸菌は、同じ乳酸菌でも違いがあります。前者は「動物性乳酸菌」、後者は「植物性乳酸菌」と呼ばれ、体内に入ったあとの働き方が違うのです。

動物性乳酸菌は、多くの場合、体内に入ると消化液などによって死滅し、大腸まで

植物性乳酸菌は生命力が強く腸まで届きやすい

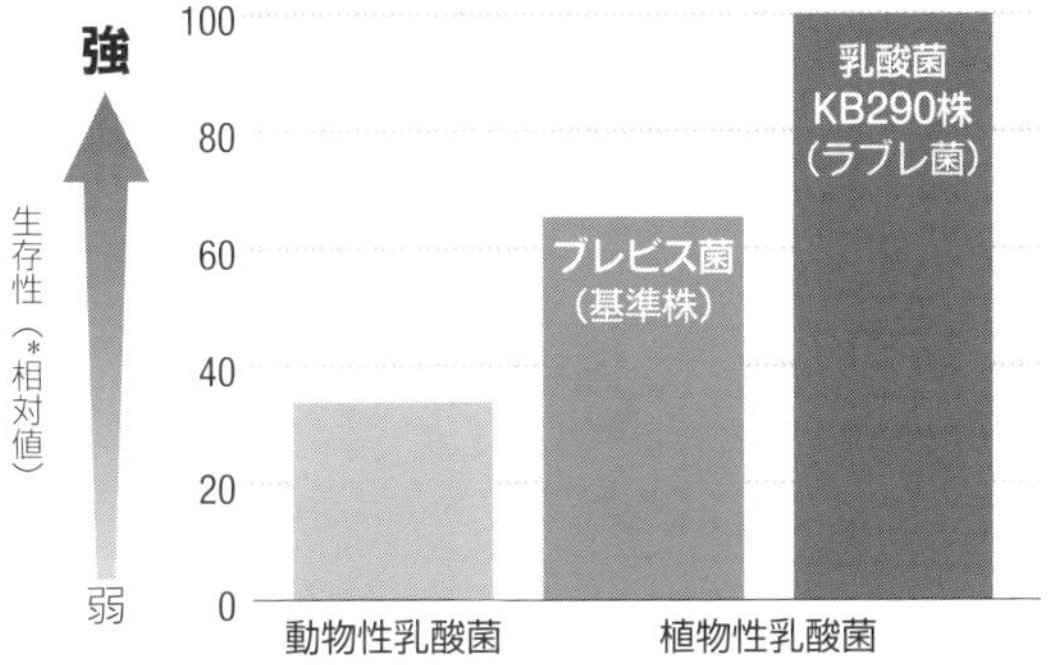

*乳酸菌KB290株（ラブレ菌）の生残性を100とした場合

※カゴメ株式会社調べ

は届きにくいことがわかっています（上のグラフ参照）。

それに対して**植物性乳酸菌は、温度変化や化学的な刺激に強く、体内に入っても消化液で死滅しにくいという特長があります。ですから、多くが大腸まで到着して乳酸を放出します。**

すると、大腸内が弱酸性に保たれます。一般に、悪玉菌は弱アルカリ性を好むので、大腸内が弱酸性に保たれるとすみにくくなり、善玉菌の割合がふえていきます。その結果、**腸冷えや停滞腸の改善はもちろんのこと、腸管免疫も向上して、感染症や大腸ガンのリスク低減にも役立つのです。**

乳酸菌は、死滅しても菌体そのものが腸

内環境を整えるのに役立つので、動物性乳酸菌も有益な働きをするのは確かです。しかし、**生きて大腸まで届く植物性乳酸菌は、さらに強力に働いてくれます。**

ヨーグルトをとることは、もちろん腸によいのですが、「ヨーグルトをとっているから乳酸菌はじゅうぶん」と過信せず、植物性乳酸菌もしっかりとりましょう。ただし、みそや漬物をとりすぎると、塩分の過剰摂取になる場合もあるので、適量をコンスタントにとるとよいでしょう。

最近では、植物性乳酸菌入りのドリンクやサプリメントも市販されています。それらを補助的に利用するのもよい方法です。

先に「腸脳相関」について述べたとおり、腸の働きと脳の働きは連携しており、便秘があると不安やうつ症状が起こりやすくなります。

私が、カゴメ株式会社の研究所との共同研究で行った調査によると、植物性乳酸菌には、腸への効果とともに、精神的なストレスを緩和する作用もあることが実証されました。

以下に、その内容を紹介しましょう。

対象者は、20～60歳の女性で、下剤を服用していて、不安やうつ症状に悩んでいる

植物性乳酸菌にはストレスを和らげる効果もある

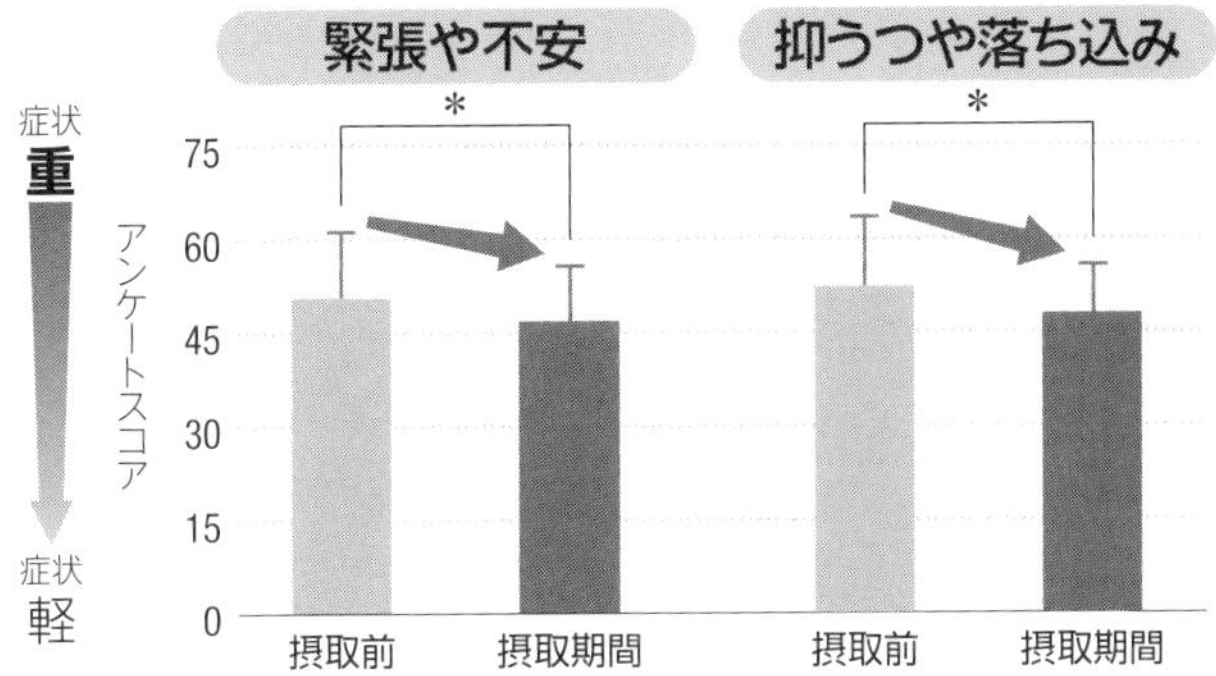

n=22,　平均+SD.　*:p<0.05（有意差あり）
※第15回日本乳酸菌学会（2011年）で発表

44名の患者さんです。事前に不安感情などをチェックする心理テストを行ったのち、植物性乳酸菌のサプリメントを4週間摂取してもらいました。4週間後、再び心理テストを行うとともに、被験者の便を培養して腸内細菌の状況を調べました。

その結果、善玉菌である乳酸桿《かん》菌《きん》（乳酸菌の一種）が増加し、悪玉菌が減少していることが確認されました。自覚的にも明らかな改善が見られ、下剤の服用回数や量も少なくなりました。

同時に、心理テストの結果では、不安やうつ症状の改善が見られました（上のグラフ参照）。

腸の改善とともに、心理的・精神的スト

レスへの対策としても、植物性乳酸菌の役立つことが示唆されたのです。

腸を温める特選食材❷

【もち麦】もちもち食感をプラスしつつ腸を温める主食になる

第1章でふれたように、日本では数十年前には、麦をまぜて炊いた麦ご飯が多く食べられていました。これは、腸の健康を保つために、大いに役立っていたと思われます。最近、麦が見直される傾向にあり、特に、もちもちした食感でおいしい「もち麦」がブームになっています。

もち麦には、「β《ベータ》－グルカン」という成分が豊富で、100g中に3～6g含まれています。β－グルカンは多糖類に属する物質で、水溶性食物繊維の一種です。キノコ類に多いことで知られていますが、実はもち麦をはじめとする大麦にも豊富に含まれています。

β－グルカンには、血中コレステロール値の降下作用、血糖値の上昇をおさえる作用、免疫増強作用などが認められています。アメリカのFDA（食品医薬局）では、大麦やそれを含む食品に「冠動脈疾患《かんどうみゃくしっかん》（心臓病）のリスク低下に役立つ」と表示することを認めています。

そして、腸にとって特に重要なのが、善玉の腸内細菌の増殖を促進し、悪玉菌の増加をおさえるというβ－グルカンの作用です。**もち麦でコンスタントにβ－グルカンをとることは、腸内細菌のバランスを整え、保つのに効果的といえます。**

FDAでは、有効な大麦のβ－グルカン摂取量を、「1日3g」としています。大麦を100g（半合強）食べれば摂取できる量です。日ごろ、白米にもち麦をまぜて炊けば、それだけで腸冷えや停滞腸の対策になるのです。

白米にまぜて炊く場合、もち麦との割合は、通常2対1とします。白米1合ならもち麦半合、白米4合ならもち麦2合です。好みで増減してもかまいません。基本的な炊き方は以下のとおりです。

①白米だけをといで炊飯器に入れ、普通に水加減をする。

②もち麦（洗わなくてよい）と、もち麦の2倍量の水（もち麦半合なら水1合）を加える。

③軽くかきまぜ、そのままおいて吸水させる。夏は15分、冬は30分、春・秋はその中間が目安。
④通常の炊飯モードで炊く。
腸によい食習慣として、ぜひ取り入れてみてください。

腸を温める特選食材❸

【カレー】腸と体をポカポカに温める決定版メニュー

日ごろ、なじみのあるメニューのなかにも、冷えた腸を温めて活発に動かすのに、とても効果的なものがあります。その代表が「カレー」です。

カレーを食べたとき、全身がほてるような感じがしてジワッと汗をかくことは、どなたも経験しているでしょう。これは、カレーに含まれるさまざまなスパイスによる作用です。感覚的なものだけではなく、このときに腸も温まっています。

カレーには、ターメリック、シナモン、ジンジャー、カルダモン、クミン、コリアンダー、クローブ、チリペッパーなど、健康効果を持つスパイスが豊富に含まれています。なかでも腸を温める効果の高いのが、ターメリックやシナモン、ジンジャーです。

日本薬科大学の丁宗鐵《ていむねてつ》学長は、カレーのスパイス効果に関する、次のような研究を行っておられます。シナモンやジンジャーなどのスパイスがたっぷり入っているカレーと、味を似せて作ったスパイスが含まれないカレーを、冷えを訴える女性に食べてもらい、それぞれの場合の体の表面温度や深部温度を比較したのです。

すると、スパイスを含まない場合は、一時的には体温が上昇しましたが、食後しばらくすると、体温が元に戻りました。それに対して、**スパイスを使った本物のカレーを食べたグループでは、食後90分たったあとも、体温が上昇し続けたとのことです。**

腸冷えや停滞腸を改善するには、定期的に、スパイスをたっぷり含む風味豊かなカレーを食べることが役立ちます。市販のカレールーにもスパイスは含まれていますが、そこに好みのスパイスを足せば、さらにたっぷり摂取できます。ミックススパイスであるガラムマサラを常備しておいて、仕上がり直前に加えてもよいでしょう。

ひと手間かけてよりスパイシーなカレーを食べたいときは、自分でスパイスを調合してはいかがでしょうか。本格的なスパイスカレーは難しいと思いがちですが、簡単に作ることもできます。刻みタマネギをよく炒め、適宜、水をさしながら、好みのスパイスを加えてまぜ、味を調えたあとに具材を加えて炒めれば出来上がります。

カレーに限らず、炒め物やサラダ、スープなどに、粉状のカレーやガラムマサラを振りかけてカレー風味にするのもおいしいものです。

さらに、より手軽に、しかも効果的に、スパイスの温め効果を得る方法をお教えしましょう。これは、あるきっかけから私が考案した方法です。

実は、２０１１年に日本を襲った東日本大震災のあと、被災地ではトイレ不足や急激な環境変化により、便秘などの腸トラブルが頻発しました。「それを解決できる方法はないか」と、ある新聞社から私のところに問い合わせが舞い込みました。

まだ寒い時期で、ストレスに加えて腹部が冷えることも、腸トラブルの原因と考えられました。そこで、被災地でも比較的手に入りやすく、調理も簡単な**カレー味のカップ麺《めん》に、排便促進効果や保温効果を期待して、ＥＸＶオリーブオイルを加えてとるこ**とを提案したのです。

スパイスの温め作用を、ＥＸＶオリーブオイルで増強する合わせ技で、手軽に腸への効果を高められます。被災地だけでなく、ふだん、忙しいときにも活用できる方法です。もちろん、普通のカレーにEXVオリーブオイルをたらすのも効果的です。

腸を温める特選食材❹

【キウイフルーツ】不溶性と水溶性の食物繊維がベストバランス

キウイフルーツは、ビタミンC、ビタミンE、カリウム、そして腸に重要な食物繊維といった栄養素を豊富に含んでいる、栄養的にすぐれた果物です。さらに、もう1つ、キウイフルーツは腸によい特長を持っています。

スムーズな排便のために、食物繊維が重要であることは、これまでにもお話ししてきましたが、食物繊維のとり方には、1つのポイントがあります。

それは、水に溶けにくい不溶性《ふようせい》食物繊維と、水に溶けやすい水溶性《すいようせい》食物繊維をバランスよくとることです。目安としては、不溶性食物繊維と水溶性食物繊維を2対1でとるのが理想です。

キウイフルーツは、可食部100g（約1個）当たりに、不溶性食物繊維1・8g、水溶性食物繊維0・7gと、**ほぼ理想的な割合で2種類の食物繊維を含んでいます。**ですから、腸の健康の維持・増進に、たいへん役立つ食品です。

私は以前、キウイフルーツの便通改善効果の調査にかかわったことがあります。対象は、排便が毎日はない（週に6日以下）、便秘やその傾向がある中学・高校生の子供とその母親です。該当する全国の498組の親子の協力を得て、1日1個のキウイフルーツを、子供に2週間とってもらい、便通の変化を調べました。

すると、68・2％、つまり**約7割の子供に、便通の回数の増加が見られました。**また、31・2％が3日以内、37・8％が1週間以内に「おなかの調子がよくなった」と回答しました。

腸への効果以外に、ニキビが改善した、疲れが取れやすくなった、朝に起きやすくなったなどの結果も報告されています。

海外でも、キウイフルーツは便秘患者の排便促進に役立つという研究報告があります。ニュージーランドと中国の研究では、キウイフルーツの摂取が高齢者の便秘の緩和に役立つことがわかりました。また、ニュージーランドの大学で行われた調査でも、キウイフルーツの常食が、成人の便秘患者の便通を促すという結果が出ています。

腸を温める特選食材❺

【バナナ】
便をやわらかく出やすくするマグネシウムが豊富

バナナは、腸によい食品としてよく知られています。バナナには、マグネシウム、カリウムなどのミネラル、ビタミンB群、ビタミンE、葉酸《ようさん》、食物繊維などが豊富に含まれています。

現在の日本で、不足しがちな栄養成分として、食物繊維とともにマグネシウムが挙げられます。マグネシウムには、腸管に働きかけて便の水分をふやし、便をやわらかくするとともに、その容量を増す作用があります。その結果、マイルドに便通を促す働きをするのです。

バナナには、マグネシウムが100g（中1本程度）中32㎎と多量に含まれています。バナナが腸によいといわれるのは、これが大きな理由です。

バナナには、腸の動きを促す食物繊維も豊富です。さらに、植物性食品のなかでは、アミノ酸の一種であるトリプトファンを多く含んでいます。

トリプトファンは、腸と脳における重要な神経伝達物質であるセロトニンの材料になります。セロトニンの95％が腸で生成され、腸管運動を起こすのに使われます。

アミノ酸はたんぱく質の構成成分なので、通常は、肉や魚などのたんぱく質源に多く含まれますが、手軽にとれる果物のなかで群を抜いて多いのはバナナです。ですから、腸に必要なセロトニンの材料を補給するためにも、バナナの摂取が役立ちます。

私は、日本バナナ輸入組合に依頼して、バナナの腸に対する効果を調べたことがあります。30～49歳の女性36人に、バナナを毎日2本（約200g）摂取してもらい、食事や生活はふだんどおりに続けてもらいながら、排便の変化を調べたのです。

すると、4週間後には、明らかに排便の状況が改善しました。同時に、皮膚の状態の変化も調べたところ、皮膚の水分、脂分、弾力、明るさなどが有意に改善していました。

果物のなかでは非常に安価なのもバナナの魅力です。ただし、糖質が多いため、とりすぎるとエネルギー（カロリー）が高くなってしまうのが難点です。これをカバーして、バナナのよいところを生かすには、完全に熟していない、やや青みの残ったバナナを選ぶとよいでしょう。

バナナには、もともとは難消化性のデンプン、つまり消化されにくいデンプンが多く含まれます。この難消化性のデンプン自体にも、腸の動きを活発にする作用がありのです。しかし、熟すにつれて、難消化性のデンプンが消化されやすいデンプンに変わって、エネルギーが高くなるのです。そこで、**まだ青みの残るバナナをとれば、エネルギーのとりすぎを防ぐとともに、より腸によい作用を得られて一石二鳥です。**

腸を温める栄養成分❶

【食物繊維】
低エネルギー・高食物繊維の食材を選ぼう

腸にとって、食物繊維がいかに重要かということは、これまでに述べてきました。また、キウイの項でお話ししたとおり、水に溶けにくい不溶性食物繊維と水に溶けやすい水溶性食物繊維は、2対1の割合でとるのが理想的です。私は以前（2001年）に、これを日本食物繊維学会誌で公表しました。

不溶性食物繊維と水溶性食物繊維は、同じ食物繊維で、どちらも排便や腸の働きを促しますが、働き方は少し違います。不溶性食物繊維は、それ自体はかたくて水に溶けにくいものの、水を吸ってふくらみ、腸壁を刺激して排便を促します。これは、腸によい働きではありますが、腸冷えなどで腸が弱っているときに、不溶性食物繊維をとりすぎると、便がかたくなってかえって出にくくなるおそれもあります。

それに対して、ネバネバした性質を持つ水溶性食物繊維は、便をやわらかくするとともに滑りをよくし、スムーズな排便を促します。

不溶性食物繊維は「便のかさを増す」ために、水溶性食物繊維は「便をやわらかく出やすくする」ために、より力を発揮するのです。ですから、両者をバランスよくとることが大切です。

不溶性食物繊維は、玄米、トウモロコシ、豆・ナッツ類、パセリ、モロヘイヤなどに、水溶性食物繊維は、寒天、コンブ、ワカメなどの海藻、リンゴ、かんきつ類などの熟した果物、コンニャクなどに豊富です。

もち麦には、β《ベータ》－グルカンというすぐれた作用を持つ水溶性食物繊維が多く含まれること、キウイフルーツには両者がバランスよく含まれることは、前述したとおりです。特に水溶性食物繊維は、不溶性食物繊維よりも不足しやすいので、要注意です。

ダイエット中に摂取エネルギーをおさえようとするあまり、食物繊維の摂取量が少なくなり、腸の働きが悪くなってしまうケースがあります。

「食物繊維をしっかりとりたいけれど、カロリーはおさえたい」というときは、**私が考案した「F・I値（ファイバー・インデックス値）」が役立つでしょう。これは、食材100g中のエネルギーと食物繊維量の比率です。この数値が低いものほど、食物繊維が多くてエネルギーが低い食材で、ダイエットしつつ食物繊維をとるのに効果的です。**その代表的なものとしては、海藻類やキノコ類があります。

一方、今お話ししたとおり、不溶性食物繊維と水溶性食物繊維の割合も重要です。そこで、**食物繊維の総量に占める水溶性食物繊維の割合を「S・F値（サルバブル・ファイバー値）」としました。この数値が高いほど、水溶性食物繊維を多く含むことを示し、腸のために積極的にとりたい食品といえます。**代表例としては、もち麦ご飯、レタス、トマト、オクラ、タマネギ、リンゴなどがあります。

F・I値が低くてS・F値が高い理想的な食品の例としては、ブロッコリー、サヤインゲン、セロリ、チンゲンサイ、ピーマン、ホウレンソウ、キウイフルーツ、レモ

主な食品のエネルギー、食物繊維量、F･I値、S･F値

	食品名	エネルギー (kcal)	食物繊維 (g)	F･I値	S･F値
穀類	精白米(ご飯)	168	0.3	560	−
	玄米	165	1.4	118	14
	もち麦ご飯(白米2:もち麦1)	144	1.9	75	47
	そば(ゆで)	132	2.0	66	25
	うどん(ゆで)	105	0.8	131	25
	パスタ(ゆで)	165	1.7	97	29
	食パン	264	2.3	115	17
	ライ麦パン	264	5.6	47	36
	フランスパン	279	2.7	103	44
	中華麺(ゆで)	149	1.3	115	38
野菜	モロヘイヤ(ゆで)	25	3.5	7.1	19
	ブロッコリー(ゆで)	27	3.7	7.3	22
	レタス	12	1.1	10.9	22
	キュウリ	14	1.1	12.7	18
	トマト	19	1.0	19	30
	サヤインゲン(ゆで)	26	2.6	9.2	23
	枝豆(ゆで)	134	4.6	29.1	11
	サヤエンドウ(ゆで)	34	3.1	11.0	29
	オクラ(ゆで)	33	5.2	6.3	31
	キャベツ	23	1.8	12.8	25
	シュンギク(ゆで)	27	3.7	7.3	30
	セロリ	15	1.5	10	20
	ダイコン(ゆで･皮むき)	18	1.7	10.6	47
	タマネギ	37	1.6	23.1	41
	チンゲンサイ(ゆで)	12	1.5	8.0	20
	ニンジン(生)	36	2.4	15	25
	ハクサイ(ゆで)	14	1.3	10.8	23
	青ピーマン(生)	22	2.3	9.6	26
	ホウレンソウ(生)	20	2.8	7.1	25

	食品名	エネルギー(kcal)	食物繊維(g)	F・I値	S・F値
イモ類	サツマイモ(蒸し)	134	2.3	58	26
	ジャガイモ(蒸し)	84	1.8	46.7	33
	サトイモ(水煮)	59	2.4	24.6	38
種子類	アーモンド	587	10.1	58.1	8
	カシューナッツ	576	6.7	86	12
	クルミ	674	7.5	90	8
	落花生(乾燥)	562	7.4	75.9	5
果実	アボカド	187	5.3	35	32
	イチゴ	34	1.4	24	36
	ミカン	46	1.0	46	50
	甘柿	60	1.6	36	13
	キウイフルーツ	53	2.5	21	26
	グレープフルーツ	38	0.6	63.3	33
	スイカ	37	0.3	123	33
	ナシ	43	0.9	48	22
	夏ミカン	40	1.2	33	33
	パイナップル(生)	51	1.5	34	7
	バナナ	86	1.1	78	9
	ブドウ	59	0.5	118	50
	リンゴ(皮むき)	57	1.4	40.7	28.5
	レモン	54	4.9	11	41
キノコ類	エノキタケ(ゆで)	22	4.5	5	7
	シイタケ(ゆで)	19	4.8	4.1	4
	ホンシメジ(生)	12	1.9	4.2	21
	マイタケ(ゆで)	18	4.3	4.7	4
海藻類	トコロテン	2	0.6	3	−
	寒天	3	1.5	2	−
	モズク	4	1.4	2.9	−
	ワカメ(生)	16	3.6	4	−

※可食部100g中　※「日本食品標準成分表2015年版(七訂)」より抜粋・算出
※「−」は分析不可能なもの

ン、シメジなどがあります（98～99ページの表参照）。
上手なダイエットや食物繊維の摂取の参考にしてください。

腸を温める栄養成分❷

【グルタミン】腸のエネルギー源になり、腸管免疫をアップ

あまり広くは知られていませんが、腸の健康を保ち、かつ腸の免疫力を高めるために重要な栄養成分があります。それは「グルタミン」という成分です。

「グルタミン」というと、うまみをつくり出す「グルタミン酸」を思い浮かべる人が多いかもしれません。グルタミン酸も、腸によい働きをしますが（次項参照）、名前は似ていても、グルタミンはそれとは別の物質です。

グルタミンは、たんぱく質の構成成分であるアミノ酸の一種です。人体にとって、必ずとらなければならない必須アミノ酸ではないため、それほど有名ではないのですが、実は腸がしっかり働くには欠かせない物質です。

グルタミンは、小腸の粘膜細胞の最大のエネルギー源で、大腸の粘膜細胞にとっても2番目に重要なエネルギー源です（1番目は酪酸）。さらに小腸の粘膜を修復したり、粘膜細胞の働きを高めて栄養素の吸収を促したりする作用があります。

そして、最も注目したいのが、**リンパ球の栄養分になることです**。免疫のしくみには、リンパ球が重要な働きをします。リンパ球は生きた細胞なので、活発に働くには適切な栄養分の補給が必要です。その栄養素として、最も大切なのがグルタミンなのです。

腸には腸管免疫が備わり、リンパ球が多数存在しています。その免疫活動を円滑にし、腸と全身の健康を守るには、きちんとグルタミンを補給する必要があります。

グルタミンは、刺し身などの生魚や生卵などに豊富です。熱に弱く、加熱すると変性するため、生食するのがポイントです。

発芽大麦もお勧めです。発芽大麦は大麦を発芽させたもので、ビタミン、ミネラル、β－グルカン、ストレス管理に役立つGABA《ギャバ》（γ《ガンマ》－アミノ酪酸）など、さまざまな栄養素を含んでいます。それらに加えてグルタミンも豊富なのです。

発芽大麦は、前述したもち麦と同じように、白米にまぜて炊くことができます。免疫力の低下を感じたときなどに取り入れるとよいでしょう。

【グルタミン酸】
小腸のエネルギー源になるうまみ成分

グルタミンと名前が似ていて紛らわしい成分として「グルタミン酸」があります。グルタミン酸は、グルタミンと同じくアミノ酸の一種で、腸にとって重要であることは共通していますが、別の成分です。

食べ物の味は、よく「甘い、辛い、苦い、酸っぱい、塩辛い」という5つに分けられますが、私たち日本人に特有の味覚がもう1つあります。それは、カツオ節やコンブ、干しシイタケなどでとった「だし」が持つ「うまみ」という味覚です。

このうまみをつくっているのがグルタミン酸です。グルタミンと違って、グルタミン酸のほうは、うまみ成分として耳にしたことがある人が多いでしょう。

そのグルタミン酸は、うまみ成分であるだけでなく、実は生体内で多くの働きをしていることがわかっています。

味の素株式会社・ライサイエンス研究所の研究で、**胃の中にグルタミン酸があると、自律神経《じりつしんけい》のうち、リラックス状態をつくる副交感神経《ふくこうかんしんけい》の活動が促されるとわかりました。さらに、小腸の粘膜では、活動するためのエネルギー源の一種として、グルタミン酸が消費されることもわかっています。**うまみの強い食品は、おいしいだけではなく、小腸にエネルギーを与えるためにも役立っているわけです。逆に、うまみの少ない食品ばかりとっていると、小腸がエネルギー不足に陥るおそれが出てきます。

グルタミン酸は、だしのほか、大豆製品（納豆、豆腐、みそ、しょうゆなど）やトマトにも豊富です。これらの食材を活用して、腸のエネルギーになるグルタミン酸をたっぷり摂取しましょう。

腸を温める栄養成分❹
【マグネシウム】
マイルドに便通を促す重要ミネラル

日本人に不足しやすいミネラルの一種で、腸に重要なものとして「マグネシウム」

があります。マグネシウムは、「体温や血圧を調節する」「筋肉の緊張をやわらげる」「細胞のエネルギーをつくり、蓄積する」など、重要な生体活動が円滑に行われるために必要なミネラルです。

腸にも欠かせない物質で、**さまざまな刺激から腸の粘膜を守ったり、腸の神経の働きを維持したり、腸のストレスを取り除いたりと、多彩な役目を担っています。**

バナナの項でもふれましたが、マグネシウムは、便をやわらかくして排便をスムーズにするためにも働いています。体にやさしい下剤として、酸化マグネシウム製剤が使われるのもそのためです。

マグネシウムは、コンブやヒジキなどの海藻や、玄米、豆腐、カキやカツオなどの魚介類、ホウレンソウ、サツマイモ、バナナ、ゴマ、落花生、岩塩、ミネラルウォーター（硬水）などに多く含まれています。

腸の働きを高めるため、また健康的な便通を保つために、心がけてとりましょう。

第４章
腸を温める生活習慣

日常の生活習慣も重要

前章では、腸を温め、元気にする食事についてお話ししました。しかし、いくら食事に気をつけていても、腸冷えや停滞腸を招く生活習慣を続けていては、その効果は打ち消されてしまいます。

そこで、本章では、腸を冷やさない・温める生活や、元気に動かす生活のポイントを紹介しましょう。

その主なポイントは以下のとおりです。

●腸を温める生活習慣

基本でありながら、見逃されることもあるのが服装や、冷暖房の使い方、ふだんの姿勢などです。生活のなかの思わぬところで、腸に負担をかけていることもあります。

●腸を温める生活リズム

どんな臓器にもいえることですが、とりわけ腸の働きは、生体リズム（体内時計）と連動しています。腸をいたわるには、生活リズムを整えることも大事です。

●腸を温める運動

腸を温めて活発に動かすには、適度な運動が必要です。現代人に停滞腸がふえているのは、運動不足とも関係していると考えられます。

●腸を温める腸刺激

マッサージなどで、腸にほどよい刺激を与えることは、腸を温めてその動きをよくするのに役立ちます。

それぞれについて、以下に詳しく紹介しましょう。

【服装】
温かくするだけでなく締めつけないよう注意

特に、寒い冬の戸外や、夏の冷房がきいた室内では、腹部がしっかり保温される服装を心がけましょう。腹巻きを使うのもよい方法です。最近はおしゃれな腹巻きも多数出ています。

冬は、分厚い服を着ればよいわけではなく、首、手首、足首から冷気が入らない服装にし、重ね着で空気の層を作るのがコツです。

体を締めつけないことも重要です。体熱を運ぶのは血液ですから、体を締めつけて血流を妨げる服装だと、熱が体に回りにくくなります。しっかり厚着をしたつもりでも、着ぶくれして血行が悪くなる場合もあります。

ある程度ゆったりしていながら、冷気の侵入しないデザイン（首・手首・足首がガードされている）の服を選びましょう。

若い女性を中心に、上半身は厚着しながら、下半身はミニスカートなど冷えやすい服装の人を見かけます。いうまでもなく腸冷えを招く服装です。

おしゃれのつもりかもしれませんが、本当に美容を考えるなら、腸と体をしっかり保温して全身に血液を回す服装をすることです。それによって肌もきれいになります。腸と体によい本当のおしゃれをしましょう。

腸を温める生活習慣❷

【冷暖房】10度の法則に気をつけて冷暖房を賢く使う

寒さが腸を冷やすのはもちろんですが、同時に「温度差」にも気を配ることが大切です。

当院のデータで統計をとったところ、10度以上の急激な寒暖差があると、定常な気温のときに比べて、便秘の患者さんが約3倍にふえていることがわかりました。

私たちの体には、絶妙な体温調節機能が備わっています。そのおかげで、外気温の変化にかかわらず、37度前後の体温を保つことができるのです。その機能の中心が自《じ》律神経《りつしんけい》（意志とは無関係に体の機能を調節している神経）です。

寒暖差が大きくなると、自律神経の働きが追いつかないケースが出てきます。その結果として、腸がダメージを受け、動きが鈍って便秘がふえるのです。寒暖差が10度以上になると、腸への負担が急激に増すことがわかったので、前述のように、私はこれに「10度の法則」と名づけました。

この統計は、季節的な寒暖差に注目して取ったものですが、冷暖房によって10度以上の温度差が生じる場合も同じです。季節的な寒暖差は朝夕の違いなどですが、冷暖房の場合は、戸外に出たときなどに一瞬にして温度差が生じるので、よりいっそう自律神経と腸への負担が増すと考えられます。**腸をいたわるため、冷暖房を使うときには、温度差が10度を超えないようにしましょう。**

また、最低気温が10度以下になると、腸にブレーキがかかったように、急に悪化することがあるので、注意しましょう。

腸を温める生活習慣❸

【姿勢】猫背や前かがみ姿勢は腸の動きを妨げる

腸の健康を考えるとき、「姿勢」は見逃しやすい要素です。姿勢と腸にどんな関係があるのかと思われるかもしれませんが、実は重要です。

オフィスでのデスクワークで、あるいは自宅でもパソコンやスマホを使っているときなどに、無意識のうちに猫背になっている人は多いものです。また、家事をするときにも、前かがみの姿勢になりやすいものです。

猫背や前かがみの姿勢を続けていると、腹部が圧迫されて血流が悪くなり、腸の動きが停滞しやすくなります。

正しい姿勢の目安は、耳・肩・骨盤の左右の出っ張りが一直線に並ぶ状態です。立ち姿勢では、さらにひざとくるぶしも一直線上になるようにします。

イスに座るときは、深く腰かけて背もたれに背中をつけます。その状態で、右の条

正しい姿勢のポイント

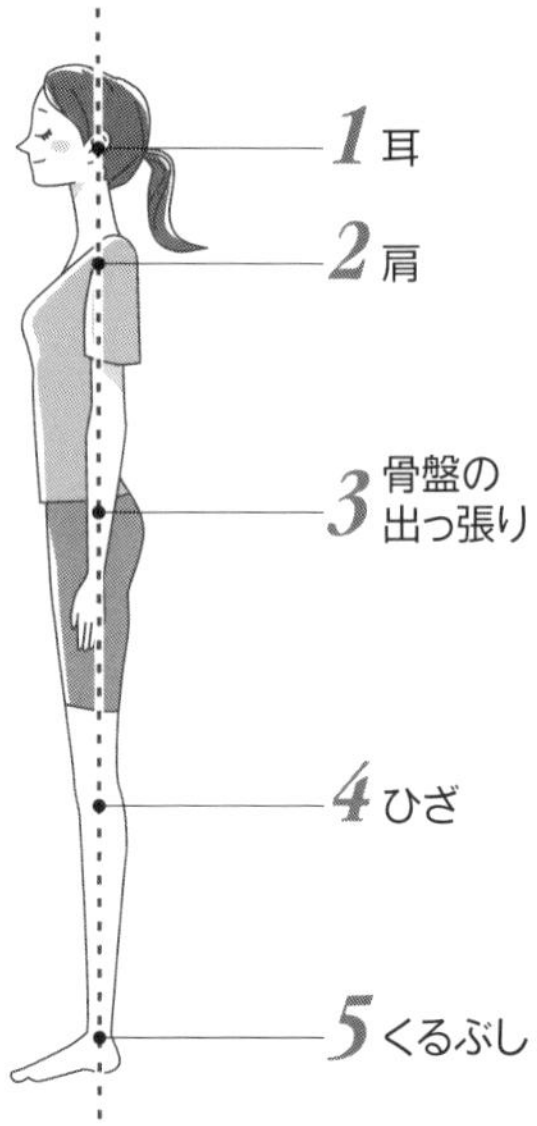

立っているとき

1〜5 が一直線に並んでいるのが、
腸に負担をかけない正しい姿勢

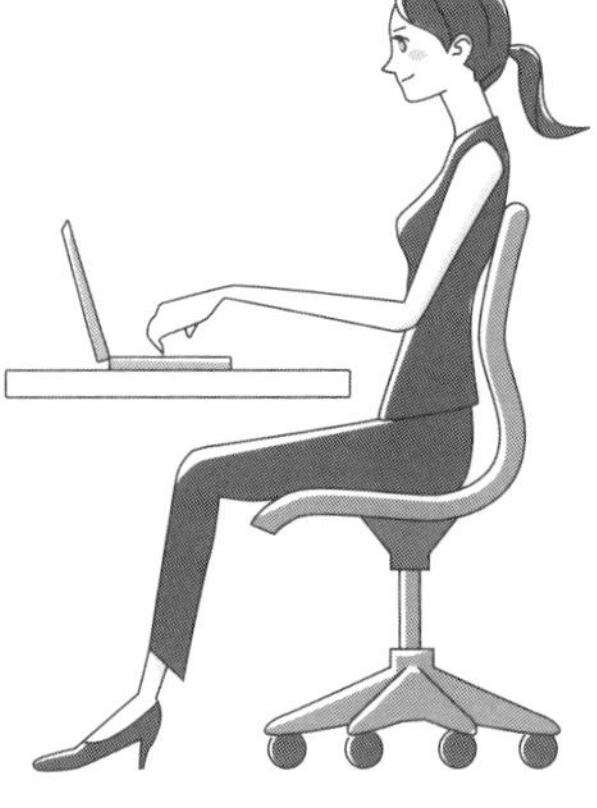

座っているとき

イスに深く腰かけ、背もたれに背中をつける。その状態で背すじがまっすぐになるように背もたれを調整するとよい。またはクッションなどで調整する。

件に近づくように背もたれを調整するとよいでしょう（右ページの図参照）。

気づいたときだけでもよいので、できるだけこの姿勢をとるように心がけてください。猫背や前かがみの姿勢が習慣になっていると、背すじを伸ばした姿勢を続けるのがつらく感じます。いつの間にか元に戻りますが、それでもかまいません。気がつくたびに背すじを伸ばしているうちに、だんだん姿勢がよくなってきます。

イスに座っているときに足を組むのも、腹部を圧迫して腸に負担をかける姿勢です。一時的ならかまいませんが、長く続けないようにしましょう。

腸を温める生活リズム❶

【食事のタイミング】体内時計に合うタイミングで食べる

近年、「体内時計」というものが注目されるようになりました。その研究により、それ体内のさまざまな臓器や器官は、特有のタイムテーブルに従って活動しており、それを脳（の指令を受けた自律神経）が統合していると考えられるようになっています。

体内時計に添った生活をすれば、臓器の働きを保ち、高めることができ、脳との不協和音を起こしにくくなります。逆に、体内時計を無視した生活を続けると、臓器の働きを妨げるだけでなく、全身のバランスをくずすことにつながります。

腸のタイムテーブルでは、最も活発に動くのが朝です。前章でもふれましたが、**朝にしっかり食事をとることで、腸は活発に動き出し、スムーズな排便が起こります。**

ただし、せっかく朝食をとって便意が起こっても、トイレに行く時間の余裕がないと、逆効果になります。時間がなく、焦って緊張した状態では、自律神経のうちの交《こう》感神経《かんしんけい》の働きが高まるので、大腸の活動自体がおさえられてしまいます。

腸のためにも、**朝は時間的な余裕を持つことが大切です。朝にリラックスして排泄できると、腸の調子がよくなり、全身のリズムも整いやすくなります。**

午前中、仕事や家事を行っている間は、交感神経の働きが高まり、腸の動きは緩やかになります。脳が活発に動き、消化器がお休みモードに入っている状態です。

これを数時間続けたあと、昼食をとることは、脳をクールダウンさせる意味があります。ただし、昼食後、慌ただしく仕事に戻ってしまうと、消化作業が不じゅうぶんなうちに緊張状態がつくられるため、腸のバランスをくずすことになります。

昼食後は、できれば1時間ほどゆったり過ごしてください。

夕食は、寝る3時間前までにすませるのがお勧めです。寝る直前に食べると、消化が不じゅうぶんなまま寝ることになり、翌朝の胃もたれや食欲不振につながり、胃腸の不調の連鎖を招くことになります。

また、夜間などの空腹時には、十二指腸からモチリンというホルモンが出ます。このホルモンは、腸のぜん動運動を促し、胃腸をきれいに掃除してくれます。その結果、便が大腸の先のほうに進んでいる状態で、朝を迎えます。そのタイミングで朝食をとることで、スムーズな排便が促されるのです。

モチリンは腸内が空にならないと分泌されないので、寝る直前に食事をすると、その分泌が妨げられます。腸のいい循環をつくり出すためにも、遅くとも夕食は寝る3時間前にすませましょう。

【睡眠】
深い眠りで成長ホルモンの分泌を促す

腸と睡眠にも深い関係があります。睡眠中は、さまざまなホルモンが分泌されますが、なかでも重要なのが成長ホルモンです。

成長ホルモンという名前から、大人には必要がないと誤解する人もいますが、大人にとっても非常に大切なホルモンです。成長ホルモンは、細胞の修復や再生を促すので、基本的な体の代謝を保ち、活発にして若さを保つには不可欠だからです。

腸壁の細胞は、数ある器官・臓器のなかでも、特に生まれ変わるサイクルが早いことで知られています。小腸の壁には、栄養素を吸収するための絨毛《じゅうもう》(毛のような突起)があり、その表面にはさらに微絨毛という微細な突起がありますが、それが生まれ変わるサイクルは約1日とされています。

それだけに、成長ホルモンをしっかり分泌することは、腸の健康のために重要です。

私たちが眠りにつくと、深いノンレム睡眠と浅いレム睡眠が交互に訪れます。成長ホルモンが分泌されるのは、そのうちの深いノンレム睡眠のときです。なかでも、眠りについたあと、最初に訪れる深いノンレム睡眠時に、成長ホルモンが多く出ることがわかっています。

ですから、**成長ホルモンの分泌を促すには、寝入りばなの睡眠を深くすることが大切です。**そのためのポイントになるのが、体温のコントロールです。

私たちの体温は、日中の活動時は高く、夜は下がります。その体温低下の幅が大きいほど、寝つきがよくなり、深く眠れるしくみになっています。そこで、**眠りにつく少し前に入浴やストレッチなどで体温を上げておき、そこから体温が下がるタイミングで寝るようにすると、深く眠れて成長ホルモンの分泌が促されます。**そうすれば、代謝の激しい腸の細胞の機能もしっかり支えられるわけです。

体内時計や自律神経のリズムからいうと、できれば夜は10～11時には眠りにつくのがベストです。しかし、それを過ぎてしまう場合も、体温の低下するタイミングを逃さないようにすることで、深い眠りを確保しやすくなりますのでお試しください。

【ウォーキング】
手軽にできる運動で腸の働きを高めよう

腸を温め、その働きをよくするには、適度な運動も欠かせません。

ちなみに、世界がん研究基金と米国がん研究機構の共同研究によると、大腸ガンのリスクを下げる最も確実な要因は「身体活動」、つまり運動だとされています。

大腸ガンの予防だけでなく、日常的に腸の働きをよくするためにも、**適度な運動によって腹部の血流をよくすることが大切です。**

そのために、**最も手軽で効果的なのがウォーキングです。**ウォーキングは、血流をよくすると同時に、日ごろ運動不足になっている人にとっては、腹筋、背筋、下半身の筋肉のトレーニングにもなります。

加齢や運動不足などで、腹筋や背筋、下半身の筋肉が衰えることも、腸冷えや停滞腸の一因になります。それを防ぎ、改善するためには、ウォーキングが役立ちます。

わざわざ時間をとってウォーキングをしなくても、駅まで歩く道のりや、買い物の行き帰り、オフィスからランチをとりに移動する道などで、意識的に以下のような歩き方をするだけでもけっこうです。

❶背すじを伸ばし、頭が上から吊されている意識で首も伸ばす。
❷腕を大きく振り、やや大またで歩く。
❸かかとから着地し、つま先で蹴る意識で歩く。

もちろん、時間をとって20～30分、連続で歩ければより効果的です。ウォーキングよりランニングのほうが、運動量は多くなりますが、運動不足の人が急にランニングを始めると、足腰を痛める危険性があります。まずは、ウォーキングから始めてみましょう。

【ストレッチ・呼吸法】寝る前に行うと腸の健康に効果的

腸に対する運動の効果は、血流促進や筋力向上だけではありません。腸はストレスに深く関係する臓器です。適度な運動でストレスが軽減・解消できれば、それによっても、腸を元気にできます。

特に、仕事や人間関係で緊張を強いられると、自律神経のうちの交感神経の働きが高まり、腸の働きを司る副交感神経《ふくこうかんしんけい》が抑制されてしまいます。すると、腸冷えや停滞腸を招きやすくなるのです。

前項のウォーキングもストレス解消に役立ちますが、**寝る前などにもっと手軽にできて、ストレス対策になるのがストレッチです**。緊張する出来事が多かった日や、腸のトラブルがあった日は、寝る前の時間帯に、ゆったりした気分でストレッチをしてみましょう。

特に、呼吸法とドッキングした次のようなストレッチは、腸をいたわるのに効果的です（122ページの図参照）。

❶床にあおむけに寝る。
❷腰を床につけたまま、手で両ひざを胸に引き寄せる。
❸あごを軽く引き、深呼吸を5回くり返す。
❹手足を伸ばしてリラックスする。

ストレッチを行うのがめんどうなときは、腹式呼吸を行うだけでも、ストレス解消と腸の健康に役立ちます。腹式呼吸は、深く呼吸をすることで、胸部と腹部の間にある横隔膜《おうかくまく》を上下させる呼吸法です。

横隔膜は、「膜」という名前ですが、実は筋肉です。**腹式呼吸は、手軽にできる横隔膜のストレッチでもあるのです。横隔膜を上下させることで、腸のマッサージ効果も得られるので、その意味でも腸冷えや停滞腸の対策になります。**

腹式呼吸のやり方は、以下のとおり、たいへん簡単です（122ページの図参照）。

腸を元気にするストレッチと呼吸法

ストレッチ

1 床にあおむけに寝る。

2 腰を床につけたまま、手で両ひざを胸のほうに引き寄せる。

3 あごを軽く引き、深呼吸を5回くり返す。

4 手足を伸ばしてリラックスする。

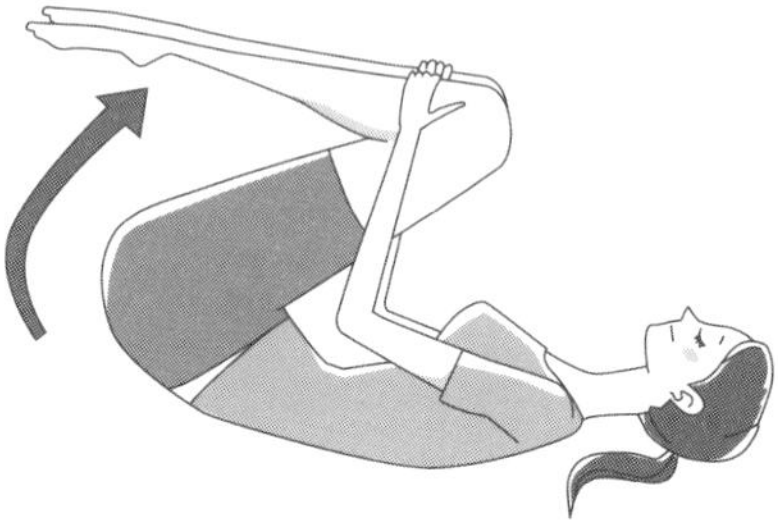

腹式呼吸

1 鼻からゆっくり息を吸い込む。横隔膜が下に押されて下腹部がふくらむのを意識する。

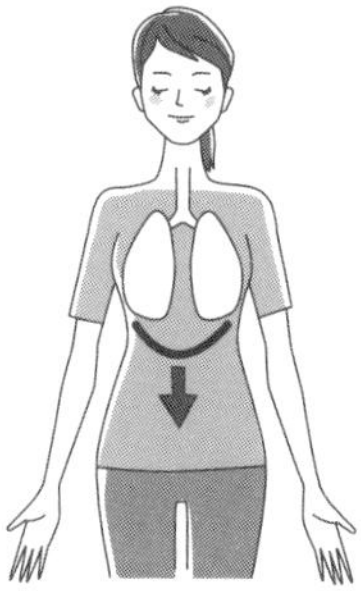

2 口から細く長く息を吐く。横隔膜を背中に引き寄せるイメージで意識的におなかをへこませる。

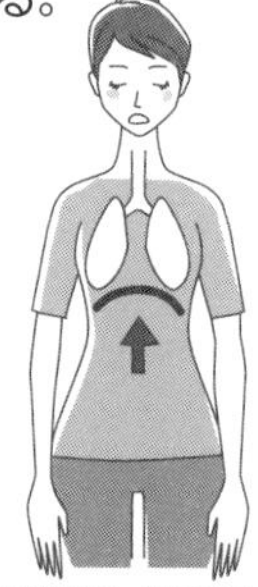

3 *1*と*2*を数回くり返す。

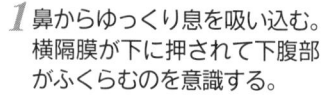

背すじを軽く伸ばして立つかイスに座り、余分な力を抜く。

❶鼻からゆっくり、いっぱいに息を吸う。下腹部がふくらむのを意識する。

❷口をすぼめるようにして、ゆっくり細く長く息を吐く。意識的におなかをへこませて息を吐ききる。

❸①②を数回くり返す。

寝る前に限らず、イライラやストレス、不安などを感じたら、いつでもやってみてください。

腸を温める入浴法❶

【半身浴】体を芯からじっくり温めて腸を元気にする

腸を温めるには、入浴も効果的です。その際、高い温度のお湯に短時間つかると、交感神経が刺激されてしまいます。目を覚まさせたいときや、活動の前には向いていていますが、夜、ゆったりとして休むときには、ぬるめの湯（38～41度くらい）が効果的です。**ぬるめの湯につかることで、腸を司る副交感神経の働きも高まります。**

普通の全身浴もいいのですが、さらにお勧めなのが、ぬるめのお湯で行う半身浴《はんしんよく》です。半身浴は、みずおちから下だけを湯につける入浴法です。

それだと温まらなくて寒いのではないかと思われがちですが、冷えない工夫さえしておけば、じっくり長くつかることができ、血流が上半身にも回るので、かえって体の芯《しん》から温まります。

半身浴の基本的なやり方は以下のとおりです。

❶あらかじめ湯気などで浴室を温めておく（湯ぶねのフタを開けたまま、最初は熱めの湯を注ぎ、あとで温度調節してもよい）。
❷みずおちから下がつかる程度に、38～41度くらいの湯をためる。
❸湯につかり、肩にタオルをかけるなどして上半身を保温しておく。
❹20～30分ほど、じんわりと汗が出てくるまでつかる。

半身浴は、心臓に水圧がかからないので、**心臓や血管にもやさしい入浴法です。**また、**下半身の血流をよくしてから、上半身に回すことで、より血行がよくなり、それが長続きします。その分、腸を温める作用も得られます。**

腸を温める入浴法❷

【アロマバス】好きな香りで気持ちも腸も癒される

入浴によるリラックス効果や血行促進効果、ひいては腸を温める効果をアップするために、手軽で役立つのがアロマセラピーです。

アロマセラピーは、最近では広く知られているように、さまざまなハーブの持つ香り成分を利用して行う健康法や美容法です。

入浴に活用する場合、特に手軽で効果的なのが、ハーブの芳香成分が凝縮されたエッセンシャルオイル（精油）を使うアロマバスです。

前項でふれたとおり、ぬるめの湯にゆっくりつかると、それだけでも腸を司る副交感神経の働きが促されます。そこに、アロマセラピーで心地よい香りをたてると、**さらにリラックスできて副交感神経の働きが高まります。**

この目的で使うエッセンシャルオイルとしては、ラベンダー、カモミール、ゼラニウム、ネロリなどがお勧めです。これらを好きな割合で組み合わせたり、自分がリラックスできる、ほかの香りを使ったりしてもかまいません。

湯ぶねに入れる場合、エッセンシャルオイルをそのまま入れると全体に拡がりにくいので、キャリアオイル（希釈用のオイル）に溶かしてから使います。キャリアオイルとしては、オリーブオイル、ホホバオイル、アーモンドオイルなどがあります。

具体的なアロマバスのやり方は以下のとおりです。

❶キャリアオイル10㎖程度を容器に入れる。

❷ラベンダー、カモミール、ゼラニウム、ネロリ、その他のエッセンシャルオイルを、単独もしくは組み合わせて、①に2～5滴程度入れてよく混ぜる。

❸②を湯ぶねに入れてまぜる。

アロマバスを用いた半身浴や、足だけをつける足浴も効果的です。

腸を温める腸刺激❶

【ドローイン】キュッとおなかをへこませて腸を刺激

少し前に、出っ張ったおなかを引き締める方法として、おなかを凹《へこ》ませて一定時間キープする「ドローイン」がはやりました。もともとは、腰痛のリハビリを目的とした理学療法の一種ですが、それを健康法やダイエット法に応用して話題になりました。

この方法は、実は**腸にほどよい刺激を与えるのにも効果的です。**

おなかを意識的に凹《へこ》ませることにより、おなかの前面の筋肉はもちろん、側面や背中側の筋肉も使われます。さらに、周囲の腹筋群も使われて、自然に腸に刺激が加えられるからです。

ドローインを効果的に行うには、背すじをしっかり伸ばした状態で、意識的に大きくおなかを凹ませるのがコツです。

腸を手軽に刺激するドローイン

1 背すじを伸ばし、あごを引く。同時にお尻の穴を締めるとさらに効果的。

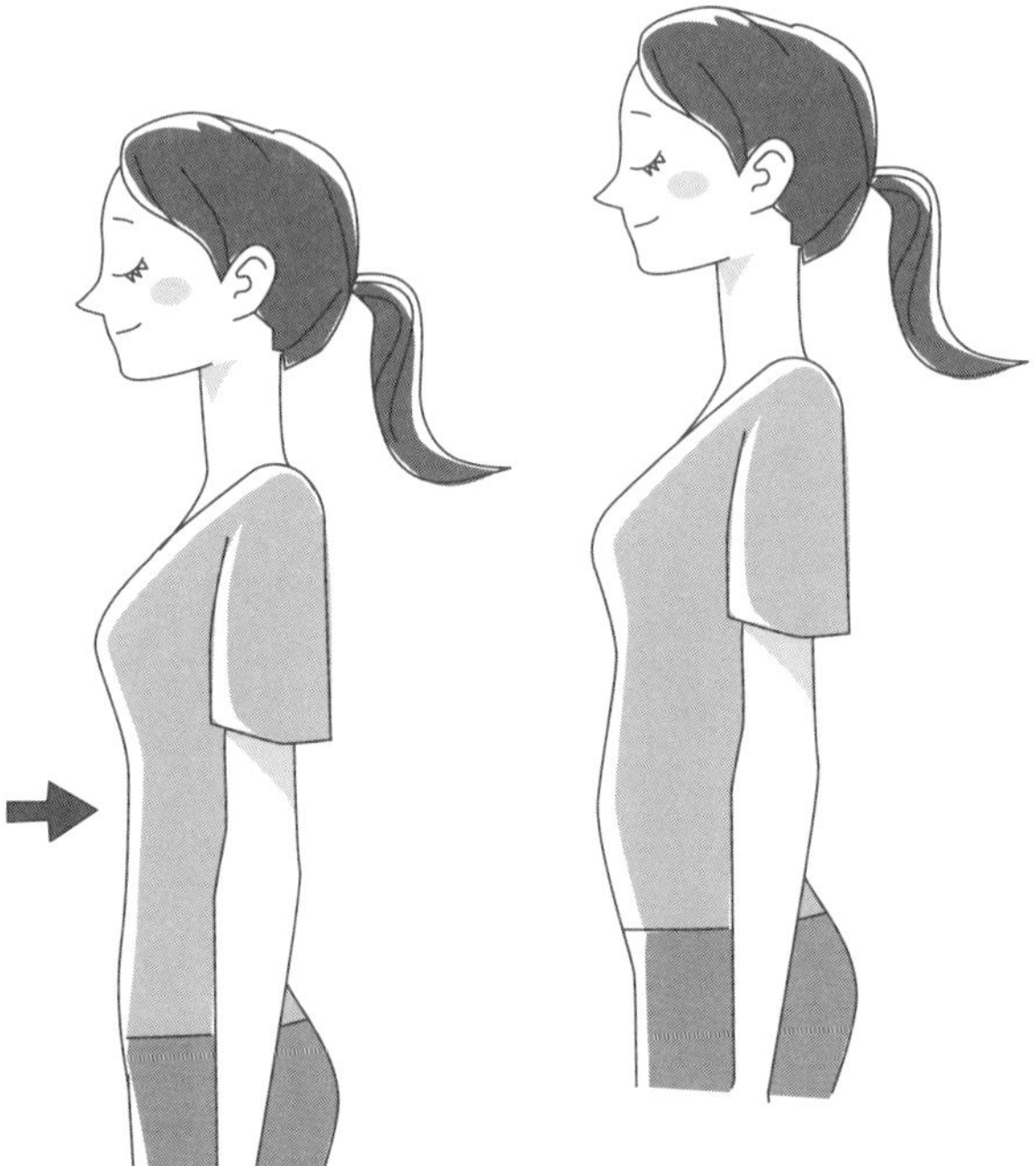

2 おなか全体に力を入れて凹ませる。

3 約30秒間キープ。呼吸は止めないで自然に行う。

具体的には以下のように行いましょう（右ページの図参照）。

❶背すじを伸ばし、あごを引く。同時にお尻の穴を締めるようにすると、さらに効果的。
❷おなか全体に力を入れてキュッとへこませる。
❸約30秒間キープする。その間、呼吸は止めないで自然にしておく。

いつでもどこでもできて、腸の働きを高められるので便利です。便秘はもちろん、冷え症、腰痛、肩こりなどの改善にも役立ちます。

腸を温める腸刺激❷

【腸のマッサージ】

ガスがたまって苦しいときに出やすくする

腸冷えや停滞腸がある人は、不快なおなかの張りや重苦しさが続くことが多いものです。これは、腸に便やガスが長くとどまりやすいためです。

特に女性には、大腸のなかの横行結腸《おうこうけっちょう》（小腸との結合部分から上に向かう上行結腸《じょうこうけっちょう》のあと、腹部を横に通る結腸部分）が下に垂れ下がっている人が多く、そういう人は、おなかの張りや重苦しさがひどくなりがちです。この場合は、大腸のなかでも、横行結腸にガスがたまりやすく、抜けにくくなっています。

そんなときに効果的なのが、腸のマッサージ（腸徒手圧迫法《ちょうとしゅあっぱくほう》）です。

大腸内視鏡検査をするときは、カメラが大腸に入りやすくするため、あらかじめ大腸の中に空気を送り込みます。検査が終わったあとも、この空気が大腸内に残ることがあり、私はその空気を抜きやすくする方法をいろいろと試しました。その結果、わかったのが、左半身を上にして横向きに寝ると、大腸にたまった空気が流れ出やすくなるということです。

腸のマッサージは、このことを応用したマッサージ法で、やり方は以下のとおりです（左ページの図参照）。

❶右を下にして横向きに寝る。右ひじを曲げて頭を支え、リラックスする。

❷左手を下腹部（おへその少し下）に当て、時計回りに円を描きながらマッサージす

寝転んでできる「腸のマッサージ」で腸を刺激

1 右を下にして横になり、右ひじで頭を支え、リラックスする。

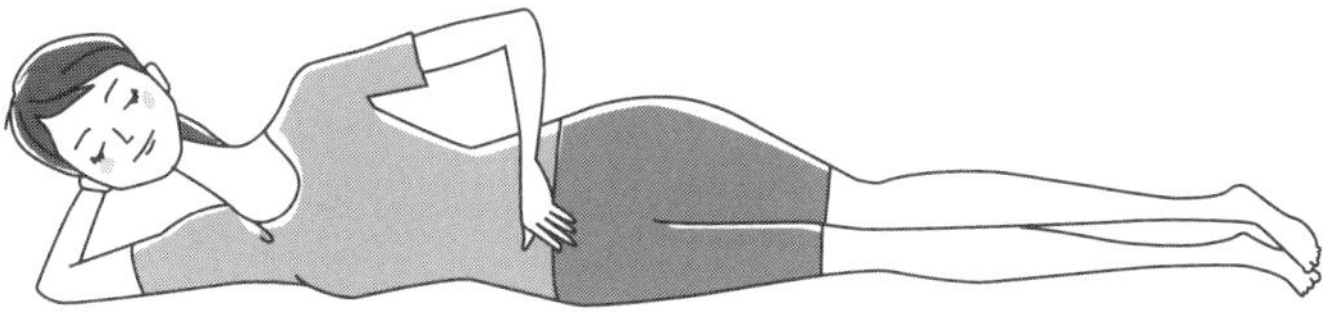

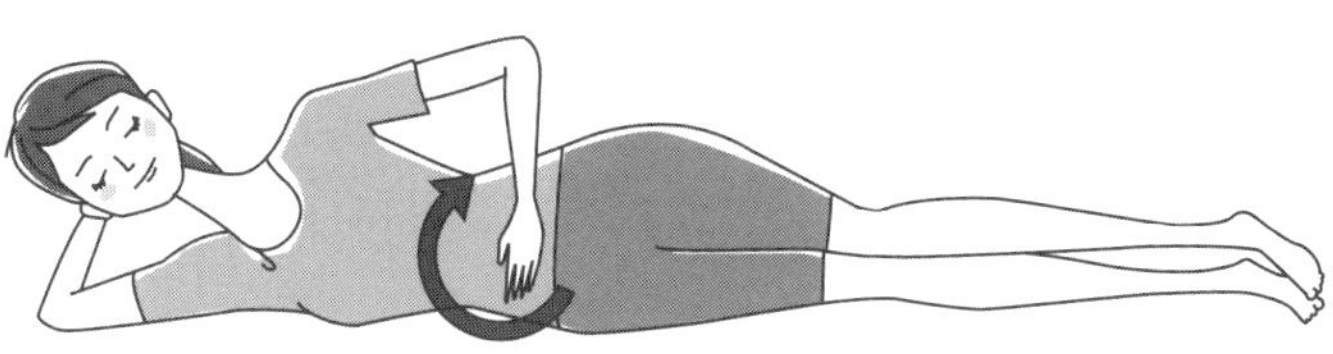

2 左手を下腹部に当て、時計回りに円を描きながら、ゆっくりマッサージする。力を入れすぎないように、やさしく行う。

3 5分程度くり返す。

る。力を入れすぎないようにして、やさしく行うこと。

❸これを5分程度くり返す。

便通を促し、たまったガスの排出を促す効果があるので、ぜひお試しください。

第５章
もっと知りたい！
腸を温める・
元気に動かすコツ
Q&A

Q 男性も腸が冷えますか？

冷えは女性に多いようですが、男性にもあるのでしょうか。その場合、女性の冷えと男性の冷えで違うところはありますか。

A 男性にもあります。若いころは下痢として現れることがあります。

女性に比べるとかなり少ないのですが、男性にも冷えはあります。冷えを訴える男性は、近年、ふえる傾向にあります。「冷え症は女性の症状」という思い込みから、男性は、冷えているという自覚を持つのが遅くなる場合もあります。

女性の冷えは、ほとんどの年代に見られますが、男性が冷えやすくなるのは、中年以降です。

体の筋肉は、体熱をつくる代表的な器官です。そのため、筋肉の多い男性は女性より冷えにくいのですが、中年以降になると、運動不足などの影響で筋肉量が低下し、冷えやすくなる人が出てきます。過剰なストレスや、ビールなどの冷たい飲み物を多くとることなども関係しているでしょう。

当然、腸も冷えます。女性の腸冷えが、便秘という形で現れやすいのに対し、男性の腸冷えは、下痢という形で現れることが多いものです。

腸冷えが、女性の場合は子宮に波及しやすいのに対し、男性では腎臓や、その他の泌尿器《ひにょうき》、生殖器《せいしょくき》などに波及しやすいのも特徴です。中年期以降の男性に多い腰痛やＥＤ（勃起不全《ぼっきふぜん》）は、冷えをきっかけとして起こっている場合があります。

冷えは、「男性更年期」に伴って起こる場合もあります。女性ほどハッキリした形ではありませんが、男性にも更年期症状は起こります。男性ホルモンの分泌の減少によって、イライラや不安感、うつ、頭痛、性機能の低下など、さまざまな症状が現れるのです。自律神経《じりつしんけい》（意志とは無関係に体の機能を調節している神経）が乱れている状態なので、冷えも悪化しやすくなります。

男性の冷えと女性の冷えには、こうした違いがあるものの、対処法は共通しています。特に腸冷えと、それが波及して起こった症状には、本書に紹介した方法が効果的です。やりやすいものから、取り入れてみてください。

Q 冷えないために水分を控えたほうがいいですか？

腸を冷やさないために、水分は控えたほうがいいでしょうか。それとも、便秘の予防や改善のためにとるべきでしょうか。

A 冷やさない工夫をして、適量の水分はとりましょう。

冷えやむくみを防ぎたいからと、水分を控える人がいます。しかし、これは腸の働きからいうと逆効果になりかねません。水分不足は便秘の一因となるからです。

私は、便秘の人には、朝の起き抜けに1杯の水を飲むことをお勧めしています。朝、空っぽの胃に水が入ることで、胃腸が刺激され、朝食後の便意が促されやすくなるからです。

飲んだ水の約90％は小腸で吸収されるので、大腸までいく水はわずかです。しかしそれでも、適量の水を飲むほうが、大腸内にも水を補給できます。すると、内容物を潤すことができ、スムーズな排便につながります。また、水分をとることで尿や汗もふえるので、その意味でもデトックス（毒出し）効果が促されます。

適量の水とは、1日に1・5～2リットル程度です。多いと感じるかもしれませんが、こまめに飲むことを習慣づければ、無理なくとれる量です。

朝の起き抜けのほか、食事の前後やのどが渇いたとき、入浴や運動の前後、就寝前などに飲むとよいでしょう。スープやほかの飲み物で、ふだんより多めの水分をとったときは、その分、水分をへらしてもけっこうです。

ただし、冷蔵庫で冷やした水や氷を入れた水を飲むと、冷えを助長するので要注意です。水は、基本的に常温で飲むようにし、さらに寒い朝などには、湯冷ましやぬるま湯を飲むようにするとよいでしょう。

また、コップ1杯の水を飲む際は、一気に飲まず、ゆっくり飲むようにすると、体に浸透しやすくなります。

市販のミネラルウォーターを飲むのもよいでしょう。その場合は、マグネシウムを多く含むナチュラルミネラルウォーターを選ぶと、便通を促すのにより効果的です。

水分の摂取は、血流をスムーズにして動脈硬化を抑制したり、夏は熱中症を防いだりするのにも役立ちます。適切な水分摂取を習慣づけましょう。

Q 糖質制限は腸に効果的ですか？

健康法やダイエット法として話題になっている糖質制限は、腸にも効果があるでしょうか。

A 糖質制限は停滞腸を助長させるおそれがあります。

糖質制限は、糖質が含まれるご飯やパン、麺《めん》類などの主食、イモ類、果物などをとらないようにする方法です。それにより、ダイエットや、健康増進効果があるとされています。

糖質以外のたんぱく質や脂肪は、制限なくとってもよいとされ、糖質ゼロの蒸留《じょうりゅう》酒《しゅ》などであればアルコール類もとれます。それらの制限がないという点からも、根強い人気があるようです。

エネルギー源である糖質をカットすると、体はエネルギー不足になるため、脂肪などを分解して補おうとします。その結果、体脂肪がへってダイエットできるというのが、糖質制限ダイエットの根拠です。

また、糖質をとると血糖値が上がります。血糖値が上がると、それを下げるホルモンであるインスリンが出ますが、インスリンには糖を脂肪に変えて蓄える働きもあります。糖質制限をすれば、血糖値が上がらず、インスリンの分泌がおさえられるので、その意味でも太りにくくなるとされています。

これらのことだけ考えると、糖質制限は体にいいことばかりのようですが、実は弊害もあります。腸との関係でいえば、徹底した糖質制限をやってしまうと、食物繊維《しょくもつせんい》が不足しやすくなることが問題です。

糖質は炭水化物の一種ですが、炭水化物には食物繊維も含まれます。同じ炭水化物の仲間である糖質と食物繊維は、いっしょに含まれていることも多いので（イモ類、果物、一部の野菜など）、極端に糖質をカットすると、食物繊維まで不足しやすくなるのです。

食物繊維は、腸の動きをよくするために重要な成分です。不足すると、停滞腸《ていたいちょう》（腸の働きが鈍くなっている状態）や腸冷えを招きやすくなります。ですから、徹底した糖質制限は、腸のためにはお勧めできません。

また、糖質をカットすると、脂肪のとりすぎになったり、肉類の過剰摂取になったりしやすいのも問題です。

今現在、糖質をとりすぎている人が、緩く糖質制限をするのであれば、腸にも体にもよいと考えられます。どんな形でも、偏った食生活は腸に負担をかけるので、極端な糖質制限は避けて、バランスのよい食生活を心がけましょう。

Q 腸のために玄米菜食は役立ちますか？

玄米菜食は体にいいと聞きます。腸の健康を保ったり、腸のトラブルを防いだりするためにも役立つでしょうか。

A 玄米菜食は、必ずしも腸にいいとはいえません。

さまざまな「自然食」のなかでも、特に人気が高い玄米菜食。肉・魚・卵・乳製品などを控え、玄米と野菜を中心にした低脂肪の食事をとる方法です。

これまで、高脂肪の食事をとり続けていた人が、一時的に行うのであれば、玄米菜食でダイエット効果などが得られるかもしれません。しかし、続けるとたんぱく質不足などに陥るおそれもあるので、注意が必要です。

さらに、腸に関していえば、便秘の人が実行すると、かえって便秘が悪化するおそれがあります。その理由は、玄米菜食を行うと、玄米や野菜に含まれる不溶性食物繊維を多量にとることになるからです。

食物繊維は腸の動きを促しますが、その場合、不溶性食物繊維と水溶性食物繊維を2対1でとるのが基本です（95ページ参照）。不溶性食物繊維ばかりとってしまうと、かえって腸の通りが悪くなり、便秘が悪化したり、おなかの張りがひどくなったりする危険性があります。玄米菜食は、この状態を招きやすい食事法です。

どうしても不溶性食物繊維が多くなってしまうときは、水分を多めにとるか、もしくは水溶性食物繊維の豊富な食品（海藻、オクラ、ナメコ、果物など）を意識的に多くとるとよいでしょう。

また、玄米は栄養価が高い半面、消化が悪い食品です。じゅうぶんに噛《か》まないと、未消化のまま大腸に送られることがあります。大腸が健康なら問題はないとしても、もともと停滞腸や腸冷えのある人では、腸の負担を大きくしてしまいます。

特に、玄米菜食をとると「おなかが張る」という人は、未消化になっていると考えられます。ひとまず玄米菜食をやめて、本書で提唱しているような食事をとってみましょう。腸が元気になってきたら、どうしてもとりたい場合は玄米菜食を再開するとよいでしょう。その場合も、しっかりよく噛んで食べてください。

Q 肉を控えて魚を食べるほうがいいですか?

最近、健康のためには、肉を控えて魚介類をとったほうがよいといわれているようですが、腸のためにもそうでしょうか。

A 大腸ガン予防には肉に偏らないことが大切です。

肉食に偏った食生活は、大腸ガンのリスクを高めることがわかっています。国立がん研究センターが、約10年かけて約8万人を追跡調査した大規模な研究では、肉を多く食べる人は、大腸ガンになるリスクが高まることが明らかにされました。

その理由としては、肉を焼くことで、一部の成分が発ガン物質に変わる場合があるのに加え、赤身肉に鉄分が多いことが関係していると考えられています。

適量の鉄分は体に必要ですが、肉のように鉄分と脂肪をいっしょに含む食品をとると、鉄と脂肪が反応して有害な活性酸素《かっせいさんそ》がつくり出されます。活性酸素は、ガン発症のきっかけとなる物質です。

活性酸素が発生しても、体内には打ち消す機能が備わっていますが、肉を多量にとり続けると、その機能が追いつかなくなり、大腸ガンのリスクが高まります。

一方、魚介類、特にアジやイワシ、サバなどの青魚に多く含まれるＤＨＡ（ドコサヘキサエン酸）やＥＰＡ（エイコサペンタエン酸）といった脂肪酸《しぼうさん》には、大腸ガンの増殖抑制効果があると報告されています。

ＤＨＡやＥＰＡは、細胞膜に働きかけて、ガンの増殖をおさえると考えられています。また、ＤＨＡやＥＰＡには、腸管免疫《ちょうかんめんえき》と呼ばれる免疫機構（主に小腸に存在）の働きを高める作用もあることがわかっています。

日本で大腸ガンが急速にふえているのは、魚の摂取量がへり、肉がふえたことが一因と見られています。肉をやめる必要まではありませんが、今、肉食に偏っている人は、肉と魚を半々にとるように心がけましょう。１日おきに交互にとる、週のうち半分以上は魚にするなど、バランスよくとるようにしてください。

Q コンビニで腸によい食べ物はなんですか？

コンビニで買う食べ物は腸に悪いでしょうか。腸のためによいものを買うにはどうすればいいですか。

A 「おでん」をお勧めします。

食品添加物や脂肪の多い弁当、スナック類などは、腸への負担になるのでお勧めできません。ただ、最近はコンビニも健康志向になっており、それらの含有の有無や量を表示することがふえています。その表示を確かめ、食品添加物の少ないもの、低脂肪のものを選ぶことは、次善の策になるでしょう。

コンビニで売られているメニューのなかで、私がお勧めしているのは「おでん」です。季節によって、売られていない場合もありますが、冬季はほとんどのコンビニでおでんを扱っています。

おでんには、コンニャクやしらたき、ダイコン、コンブ、ロールキャベツなど、食物繊維を豊富に含み、しかも低エネルギーの食品が多数含まれています。食物繊維は、腸の動きを促すので、これらをとることは腸を元気にするのに役立ちます。

また、おでんは熱々で売られているので、具もスープも体を温めてくれます。コンビニでは、スナックやインスタント食品の代わりに、できるだけ「おでん」を買いましょう。

Q 市販の下剤を上手に選ぶにはどうしたらいいですか？

便秘が続き、どうしても便秘薬（下剤）を飲まないと出ないことがあります。下剤を選ぶポイントを教えてください。

A マグネシウム製剤を基本にしましょう。

市販の下剤のほとんどは、漢方系も含めて「刺激性下剤」で、大腸を刺激してぜん動運動を起こします。

刺激性下剤は、最初はよく効きますが、だんだん効きめが落ちて、多く飲まないと効かなくなってきます。さらに、多量を連用することで、大腸が黒くなる大腸メラノーシスという状態を招きやすくなります。

大腸メラノーシスになると、大腸の動きが鈍くなり、かえって便秘の悪化を招きます。「下剤を使うほど悪化する」という悪循環に陥ってしまうのです。

市販薬のなかにも、少数ながら刺激性下剤とは違うしくみで排便を促す「塩類《えんるい》下剤（酸化マグネシウム製剤）」があります。これは、マグネシウムの働きで便に含まれる水分量を多くして、穏やかに排便を促す薬です。

基本的には塩類下剤を用い、どうしても便秘が解消できないときには刺激性下剤を使うのが、上手な下剤の使い方です。塩類下剤を買うときは、「マグネシウム系の下剤をください」などといえば、大部分の薬局で入手できます。

いずれにしても、必要に応じて薬の助けを借りながら、本書で述べたような食事や生活の工夫を取り入れ、腸の動きをよくしていきましょう。

おわりに

「腸が若い人は体も若い」

私が日々、訪れる患者さんを診察していて気づいたことです。当院では、主に胃腸の具合が悪い人を対象に診療を行っていますが、内科も標榜《ひょうぼう》しており、高血圧などの治療に来る人もいます。

超高齢社会の今、90歳以上の患者さんもいらっしゃいます。すると、その年代でも、少し血圧が高い程度で、ほかは何ひとつ不調がなく、驚くほど若々しい人もいらっしゃるのです。

そして、このような患者さんは、決まって下剤を使用していません。つまり、排便障害がなく、活発に働く腸を保っているのです。

ということは、腸の機能が若々しく保たれていると、高齢になってもさまざまな病気になりにくいのではないかと、日ごろの経験から思っていました。

2010年に、米国のメイヨー医科大学の医師が、それを裏づける調査結果を専門誌に発表しました。

ミネソタ州の約4000人の住人について、慢性の便秘がある人とない人を、15〜20年追跡調査したところ、慢性便秘がないと答えた人のほうが、明らかに生存率が高いという結果が出たのです。逆にいうなら、便秘は長寿の敵ということになります。

本書の第1章では、この50年ほどに日本に起こった変化を見ながら、腸との関係を考察しました。実は、それを象徴する出来事が沖縄で起こっています。

2000年代の初めまで、沖縄は、日本国内で最も長寿の人が多い県として知られていました。このことは世界的にも有名で、米国の「タイム」誌に「100歳まで長生きしたければ、沖縄に学ぼう」と書かれたほどです。

ところが、その後、沖縄の健康長寿社会は大きな変化を迎えました。米国の高脂肪・大量消費型の食文化に、子供時代からなじんだ世代、特に熟年男性の肥満やメタボ（メタボリックシンドローム）がふえ、生活習慣病の発生率が急速に高まったのです。

その結果、都道府県別の男性の平均寿命ランキングで、1985年まで1位だった沖縄は、1995年には4位、2000年には26位と、坂を転がるように転落してしまったのです。

沖縄クライシス（危機）と呼ばれたこの現象は、現在（２０１５年統計）も続き、沖縄の男性の平均寿命のランキングは36位となっています。

沖縄では、食の欧米化が、ほかの県より約10年先行して起こったといわれています。ですから、これは沖縄だけの危機ではなく、他の県もこれから追随するおそれが高いのです。

日本の平均寿命（平均余命）そのものは、女性が87歳、男性81歳と、今も高水準で、過去最高となっています（２０１７年調査）。しかし、自立した生活を送れる期間を示す「健康寿命」は、女性75歳、男性72歳です（２０１６年調査、すべて小数点以下四捨五入）。

両者の差となる女性12年間、男性９年間は、要介護や寝たきりで過ごす期間ということになります。健康寿命を延ばすためにできること、必要なことは多々ありますが、そのなかでも「腸の健康を保つ」ことは上位にくると私は考えます。

「必要な栄養素をとり込み、不要な老廃物を排泄する」という腸の働きは、健康の根幹だからです。高齢になっても、元気な腸と体を保つ人が多くなれば、超高齢社会も怖くありませんし、若者を疲弊させなくてすみます。

自分らしいイキイキとした生活を、生きている限り続けるために、また、日本全体を元気にするためにも、ぜひ本書の提唱する手軽で効果的な「腸冷え退治法」で、若々しい腸を保っていただきたいと思います。

2019年1月

松生クリニック院長
松《まつ》生《いけ》恒《つね》夫《お》

参考文献

『やせる！　毒出しホットジュース』松生恒夫著　マキノ出版
『「排便力」をつけて便秘を治す本』松生恒夫著　マキノ出版
『図解　体の不調が消える　腸を温める食べ方』松生恒夫著　青春出版社
『「腸を温める」と体の不調が消える』松生恒夫著　青春出版社
『腸はぜったい冷やすな！』松生恒夫著　光文社
『「腸の老化」を止める食事術』松生恒夫著　青春出版社
『寿命の9割は腸で決まる』松生恒夫著　幻冬舎
『「大腸リセット」で健康寿命をのばす』松生恒夫著　廣済堂出版
『腸がよろこぶ植物性乳酸菌のチカラ』松生恒夫著　双葉社
『オリーブの健康世界』松生恒夫著　河出書房新社

松生恒夫（まついけ・つねお）

1955年、東京都生まれ。松生クリニック院長。東京慈恵会医科大学卒業。同大学第三病院内科助手、松島病院大腸肛門病センター診療部長などを経て、2004年1月より現職。日本内科学会認定医、日本消化器内視鏡学会専門医・指導医、日本消化器病学会認定専門医。

大腸内視鏡検査や炎症性腸疾患の診断と治療、消化器疾患の食事療法などを得意とし、なるべく薬に頼らない便秘解消法としての食生活の指導などを行う。

『「排便力」をつけて便秘を治す本』（マキノ出版）など著書多数。

■ビタミン文庫

腸の冷えを取ると病気は勝手に治る

平成31年2月9日　第1刷　発行

著　者　松生恒夫
発行者　室橋一彦
発行所　株式会社マキノ出版
http://www.makino-g.jp
〒113-8560　東京都文京区湯島2-31-8
電話　書籍編集部　03-3818-3980
販売部　03-3815-2981

印刷・製本　奥村印刷株式会社

ISBN　978-4-8376-1335-0